现代和传统医学防治高原性失眠

主 编 高 月 彭 雯

中国协和医科大学出版社
北 京

图书在版编目（CIP）数据

现代和传统医学防治高原性失眠 / 高月，彭雯主编.
北京：中国协和医科大学出版社，2025. 6. -- ISBN
978-7-5679-2715-5

Ⅰ. R749.7

中国国家版本馆CIP数据核字第2025TD0176号

主　　编　高　月　彭　雯
责任编辑　胡安霞
封面设计　邱晓俐
责任校对　张　麓
责任印制　黄艳霞
出版发行　**中国协和医科大学出版社**
（北京市东城区东单三条9号　邮编100730　电话010-65260431）
网　　址　www.pumcp.com
印　　刷　天津画中画印刷有限公司
开　　本　710mm×1000mm　1/16
印　　张　10.5
字　　数　120千字
版　　次　2025年6月第1版
印　　次　2025年6月第1次印刷
定　　价　79.00元

编者名单

主　编　高　月　中国人民解放军军事科学院军事医学研究院
　　　　彭　雯　青海大学
副主编　童　丽　青海大学
　　　　钟佩轩　青海大学
　　　　周　维　中国人民解放军军事科学院军事医学研究院
编　者　（按姓氏笔画排序）
　　　　王宇昕　中国人民解放军军事科学院军事医学研究院
　　　　王海霞　青海大学
　　　　东主南加　青海大学
　　　　朱　钱　青海大学
　　　　李永平　青海大学
　　　　陈彦君　青海大学
　　　　周　维　中国人民解放军军事科学院军事医学研究院
　　　　钟佩轩　青海大学
　　　　索南邓登　青海大学
　　　　贾　琛　青海大学
　　　　高　月　中国人民解放军军事科学院军事医学研究院
　　　　彭　雯　青海大学
　　　　蒋纪文　中国民用航空飞行学院医院
　　　　童　丽　青海大学

序

青藏高原，这片被誉为“世界屋脊”的土地，以其平均海拔4000米以上的壮阔地貌和不足海平面60%的氧分压环境，既孕育着独特的生物多样性，也塑造着人类生存的极限挑战。高原环境中低氧、低压、昼夜温差悬殊等复合因素引发的睡眠障碍，即高原性失眠，正成为困扰高原军民健康的核心问题。据统计，初入高原人群失眠发生率高达70%，长期驻守者中慢性睡眠障碍比例亦超过40%。如何破解高原环境下“夜不能寐”的难题，不仅是现代医学的攻坚方向，更是中医学、藏医学等传统医学体系亟待回应的时代命题。

现代医学从高原低氧环境对人体神经内分泌系统的深度干预切入，揭示了血氧饱和度下降导致的大脑皮质兴奋性失衡、代谢紊乱等病理机制。研究表明，高原性失眠的本质，是人体与环境能量交换系统的代偿性崩溃，这恰恰与传统医学“天人相应”的整体观形成跨越时空的呼应。中医学将高原性失眠纳入“不寐”的范畴，认为其核心病机在于阴阳失衡，高原低氧环境易致阳气升浮、阴血失养，形成“阳浮阴亏”的病理状态，这样的辨证体系在高原性失眠的内涵解析中展现出独特价值。藏医学构建了涵盖“三因学”“五元学”及“寒热论”的生态医学伦理体系，强调人与自然、社会的动态平衡。该体系融合青藏高原独特的生态智慧，形成从理论到实践的完整医学范式，展现了民族医学在处理高海拔健康问题中的独特价值。

在治疗策略上，现代医学常用高压氧舱治疗、镇静药物干预等手段，虽能短期缓解症状，却难以规避药物依赖性和环境适应性矛盾。中医学注重整体调节与个体化辨证的结合，以调和阴阳为纲，既传承《黄帝内经》“阳入于阴”的营卫运行理论，遵循“补虚泻实”的治则，又结合经典方剂进行化裁，形成针对高原环境的特色治法，包括针对高原特点创新药物组方及针灸推拿等外治法辅助治疗。藏医学则基于“三因学”学说，认为高原性失眠源于“隆”（气机）、“赤巴”（热能）、“培根”（体液）平衡破坏，独创以调节三因为核心的诊疗体系，强调自然疗法与身心同调，通过高原特色药物配伍与熏香、脉泻等适宜疗法恢复人体内在平衡，形成独特干预路径。后两种医学体系虽理论架构不同，但都体现出“天人相应”的整体观，为高原性失眠提供了多维解决方案。

随着人工智能等现代前沿技术的飞速迭代升级，现代科技与传统医学的深度交融将为学科发展注入新动能，多学科交叉研究正逐步揭示传统疗法的科学内涵，推动高原性失眠防治向精准化、系统化方向演进。这种守正创新的实践模式，既传承了传统医学精髓，又拓展了现代诊疗维度。

《“十四五”中医药发展规划》明确指出“加强高原病等特殊环境疾病中医药防治研究”。站在新的历史方位，我们比任何时候都更清晰认识到：高原性失眠的防治，本质上是人体对极端环境的再适应过程，是现代医学精准干预与传统医学整体调节的辩证统一，是青藏高原生态文明与生命科学的价值共振。本书系统梳理了高原性失眠的现代病理机制、中医辨证分型、藏医三因调理体系。这些探索不仅彰显了我国医疗卫生体系的制度优势，更昭示着构建人类高原健康命运共同体的中国智慧。愿本书成为叩响高原健康之门的钥匙，在雪域苍穹下谱写多学科共护人类健康的新篇章。

高 月 彭 雯

2025年2月

前　言

高原，这片被誉为“世界屋脊”的土地，以其独特的地理环境和气候条件，孕育了壮丽的自然景观与多元的文化智慧。然而，高海拔带来的低氧、低压、昼夜温差剧烈等自然挑战，也让无数高原居民与旅者深受睡眠障碍的困扰。高原性失眠不仅表现为入睡困难、睡眠碎片化，更与慢性高原病、认知功能衰退等健康问题紧密关联。如何在这一特殊环境下实现科学、有效的睡眠健康管理？现代医学、中医学与藏医学的智慧结晶，为我们提供了跨越时空的答案。

本书立足于高原睡眠医学的前沿探索与临床实践，系统梳理了三大医学体系在高原性失眠诊疗中的理论与技术。全书内容按学科体系分为三大部分，既独立成章又相互呼应，共同构建起高原性失眠诊疗的立体化知识网络。

第一部分聚焦高原环境特点与现代医学诊疗体系。开篇系统解析了高原低氧、低压、寒冷等特殊环境对人体睡眠生理的深层影响，揭示了低氧环境导致的脑代谢紊乱、呼吸节律失调等病理机制。现代医学部分以精准医学为导向，整合高压氧疗改善组织供氧、智能睡眠监测设备实时评估睡眠结构，以及唑吡坦等药物调节神经递质平衡的多维度干预方案。

第二部分以“天人合一”整体观为理论核心，构建了高原性失眠诊疗的立体化体系。以《黄帝内经》“人与天地相参”思想为指导，将自然节律与人体气血运行规律相统一，强调阴阳平衡对睡眠生理的调控作用。

在诊疗框架上，整合中医内科学脏腑辨证与六经辨证精髓，针对不同证型建立精准施治方案，运用经典方剂进行个体化治疗。同时，将针灸推拿纳入常规诊疗流程，通过穴位刺激调节卫气运行，配合循经推拿手法改善气血循环。在康复环节，整合八段锦、太极拳等导引术，通过“调形－调息－调神”的干预模式改善睡眠节律，形成涵盖“预防－治疗－康复”全周期的中医特色睡眠医学体系。

第三部分系统阐释藏医学“三因平衡”理论为核心的诊疗体系对于高原性失眠的治疗，提出内调外治的综合方案：内服经典方剂，如三味豆蔻汤、十四味肉豆蔻丸等调节三因；外施霍美热敷、药浴沐足、安神熏香等疗法，通过穴位刺激与药力渗透改善气血循环。

三大医学体系的交融贯穿全书，整合了医学在高原睡眠健康领域的实践价值，为构建人类高原适应性的医学范式提供了重要参考。本书的编写得到了专注于高原医学研究、传统医药研究的多位临床专家的鼎力支持，旨在为高原地区医护人员、科研工作者提供理论参考与实操指南，同时也为关注高原健康问题的普通读者打开一扇认知之窗。

编　者

2024年12月

目　录

第一章

高原环境

第一节　高原的定义

高原是地理学中的一个重要概念，是指海拔在1000米以上的地区，地势相对平坦或者有一定起伏的地区。

高原的特征如下。①海拔通常在1000米以上，这是高原与平原的主要区别。②高原地区地势相对平坦或有一定起伏，但与山地相比，其高差较小。③高原多是由地壳的长期连续抬升运动形成的。④高原地区海拔较高，气压低，氧气含量较少，日照时间长，太阳能资源丰富，水的沸点低于100℃。

第二节　高原地理环境特点

一、自然环境特点

我国有四大高原，即青藏高原、云贵高原、黄土高原、内蒙古高原，其中青藏高原是世界上最大和最高的高原，海拔大部分在4600～4900米，平均海拔4000米，被称为“世界屋脊”“地球第三极”。从地学角度来说，青藏高原包括中国西藏自治区和青海的全部地区、甘肃南部、四川西部、云南西南部、新疆维吾尔自治区的西南部等。它南起喜马拉雅山脉南缘，北至昆仑山、阿尔金山和祁连山北缘，西部为帕米尔高原和喀喇昆仑山脉，东部及东北部与秦岭山脉西段和黄土高原相接。介于北纬26°00′～39°47′，东经73°19′～104°47′。东西长约2800千米，南北宽300～1500千米，总面积约250万平方千米，占中国陆地总面积的26%。

青藏高原的形成是印度洋板块向北漂移并与欧亚板块碰撞的结果，印度洋板块向北漂移至今还在进行。青藏高原是中国最大、世界海拔最高的高原，自然历史发育极其年轻。它受多种因素共同影响，形成了全世界最高、最年轻而水平地带性和垂直地带性紧密结合的自然地理单元。青藏高原平均海拔在4000米以上，最高峰珠穆朗玛峰海拔8848.86米。

这里光照和地热资源充足，矿产资源丰富，有铬、铜、铅、锌、水晶等。高原上湖泊众多，有纳木措、青海湖等，是东亚、东南亚和南亚许多大河流的发源地。由于高海拔，高原腹地年平均温度在0℃以下，大片地区最暖月平均温度也不足10℃，但独特的地理环境造就了丰富的动植物资源，如高原特有的垫状驼绒藜、紫花针茅、小嵩草等植物，以及藏羚等动物。

二、社会环境特点

高原地区的社会环境始终与严酷的自然条件相互塑造，在漫长的历史进程中形成了独特的人文景观。这里既有顺应高海拔环境的生存智慧，也有现代文明冲击下的社会变迁，每一寸土地都镌刻着人与自然、传统与现代的深刻对话。

1. 人口分布与生计模式　高原的人口分布如同大地的年轮，清晰地记录着人类适应自然的轨迹。受缺氧、低温限制，90%以上的人口聚集在海拔3000米以下的河谷盆地，雅鲁藏布江谷地、湟水谷地等区域因热量条件相对优越，形成“十里不同居”的带状村落，藏式碉房沿山势层叠，屋顶晒满金黄的青稞。而在海拔4000米以上的羌塘草原，游牧民逐水草而居，黑色牦牛帐篷随季节迁徙，与成群的藏羚羊构成动态的生态图景。这种“谷底农耕、半山牧耕、高山游牧”的垂直生计模式，让青稞种植与牦牛养殖成为高原经济的双支柱——青稞磨成的糌粑是每日主食，牦牛提供的酥油、皮毛则支撑着衣食住行，甚至连牛粪都成为高原稀缺的燃料资源。

2. 经济结构与产业转型　在高原地区，传统的游牧生活方式由来已久。牧民们随着季节的变化流动于各个草地与水源之间，过着“逐水草而居”的生活。这种生活方式与自然和谐共生，体现了牧民们对大自然的敬畏和适应。传统的游牧方式也面临着诸多挑战。生产效率低下、生态环境压力大、抵御自然灾害能力弱等问题日益凸显。随着时代的发展，科技的进步，传统游牧生活方式也在逐渐发生变化。

高原地区以农牧业为主的产业结构较为明显。由于高原地区的自然环境特点，如气候寒冷、土地肥力不足等，使得种植业发展受限，而畜牧业成为主导当地发展的支柱产业。但交通不便对高原地区经济发展的影响巨大。一方面，交通不便导致物资运输成本高，使得高原地区的特色农产品、矿产品等难以进入更广阔的市场，降低了产品的竞争力。另一方面，交通不便也限制了外来投资和游客的进入，阻碍了经济的多元化发展。青藏铁路的通车运营促进了青海省和西藏自治区经济的快速发展，旅游业、特色产品加工业等受益明显。这充分说明了交通对高原地区经济发展的重要性。然而，目前高原地区的交通网络仍有待进一步完善，以更好地促进经济的发展。

3. 民族文化与宗教信仰　在高原社会的深层结构中，藏传佛教如同一条隐秘的河流，滋养着每一个生活细节。拉萨大昭寺前，朝圣者五体投地的身影日复一日打磨着石板；甘南拉卜楞寺的辩经声穿透晨雾，僧人红色的僧袍在经幡群中流动。宗教不仅是信仰，更演化为生活方式：牧民帐篷里的佛龛供奉着唐卡，每日清晨的第一件事是煨桑祈福；春耕时要请活佛择吉日，秋收后需向寺庙敬献新粮。这种信仰渗透在物质文化中，形成独特的符号体系——布达拉宫的白宫红墙严格遵循宗教仪轨建造，藏戏面具的色彩象征不同神佛属性，甚至传统服饰上的每一粒珊瑚珠都蕴含着祈福寓意。而在现代教育普及的背景下，拉萨的藏族大学生们穿着藏装参加毕业典礼，手机里同时存着佛经诵读APP和流行音乐，传统与现代的文化基因在他们身上悄然重组。

4. 基础设施与民生保障　高原的社会发展始终伴随着与自然的抗争。青藏公路被誉为“天路”，但每公里都凝结着建设者对抗冻土、缺氧的艰辛；拉萨贡嘎机场的航班需要精准计算气流，才能穿越复杂的高原天气。在那曲双湖县（海拔5000米以上），牧民定居点的太阳能暖房里，温度计显示着15℃的舒适温度，而窗外是−20℃的寒风——这种科技与自然的博弈无处不在。医疗保障更是高原民生的重点：西藏自治区的每个县都设有高原病防治中心，配备高压氧舱；牧民定居点的卫生院里，医生们既要用藏医放血疗法治疗高原性头痛，也要给孕妇做B超检查。但挑战依然存在：阿里地区的偏远乡村冬季大雪封山时，物资运输只能依靠直升机；部分高海拔牧区的学龄儿童，仍需跋涉数十公里到乡镇寄读，在离家与求学之间书写着高原特有的成长故事。

5. 生态保护与发展矛盾　高原人对自然的敬畏刻在文化基因里——藏族民间传说中，每座雪山都有山神守护，草原上的一草一木都不可随意破坏。这种传统生态观在现代社会演变为具体的保护行动：三江源国家公园里，牧民成为生态管护员，骑着摩托车巡逻草原；可可西里的保护站里，志愿者与藏羚羊迁徙的轨迹相伴。但发展的需求也在叩击着高原的大门：当锂矿开发可能带来经济腾飞时，如何避免对脆弱的冻土层造成破坏？当旅游大巴驶入原始村落，如何平衡游客体验与传统文化保护？在玉树隆宝镇，牧民们探索出“生态旅游”模式：游客需跟随牧民学习搭建帐篷、放牧牦牛，在体验中理解高原生态的脆弱性。

6. 边境区位与地缘特征　许多高原地区位于多国交界的关键位置，形成“一眼望三国”的独特地缘格局。帕米尔高原的塔什库尔干塔吉克自治县城，石头城遗址见证着古代丝绸之路商旅往来的繁华，如今红其拉甫口岸的通关卡车络绎不绝，将中国的商品运往中亚。在云南德钦的梅里雪山脚下，藏族、纳西族、傈僳族的村民共饮一溪水，藏传佛教的经幡与纳西族的东巴图腾在村寨中并存。这种多元性既带来文化活力，也赋予战略意义——青藏铁路的延伸不仅是交通线，更是连接边疆与内地的经济纽带；边境乡镇的双语学校里，孩子们既学习汉语课程，也传承着本民族的语言文化。当高原的星空下，跨境民族的节日庆典跨越国界同步举行，这种独特的社会景观，既书写着历史的厚重，也昭示着未来的开放与包容。

第三节　高原典型药用植物、野生动物种类及矿产资源

高原独特的地理环境孕育了丰富多样的生物与矿产资源。在海拔数千米的雪域高原上，极端气候与特殊地貌共同塑造了一个充满生命力与资源宝藏的世界。

一、高原典型药用植物的生存智慧与药用价值

青藏高原拥有超过1万种野生植物，其中约1/3是药用草本植物。这些植物为适应高寒、强紫外线的环境，大多长得十分矮小，高度仅20厘

米左右，且多呈坐垫状或匍匐在地面生长，如垫状驼绒藜、紫花针茅等。像菊科风毛菊属的几种植物统称为“雪莲”，还有冬春夏草、狭叶红景天等，它们的活性成分能增强机体对低氧环境的适应能力，对治疗高原性疾病有一定效果。此外，药用大黄、唐古特青兰、蕨麻等是传统藏药的基础种类，而枸杞、党参、贝母等则是药食同源的品种，在高原地区的食疗与方剂配伍中广泛应用。

二、高原野生动物的适应性演化与物种多样性

青藏高原是众多珍稀野生动物的家园，拥有上千种陆栖脊椎动物，其中哺乳动物206种，占全国总数的41.3%；鸟类678种，占全国的57.2%。这里的野生动物演化出了独特的高原适应模式，如被称为“高原适应的基石性动物”的高原鼠兔，能随青藏高原隆升不断向上适应，其对低氧适应的生理功能、生化代谢及组织结构近乎完美。藏羚羊作为可可西里的旗舰物种，全球40%的种群在此栖息，野牦牛、白唇鹿、雪豹等国家一级保护动物也在这里繁衍生息。这些动物大多具有厚毛被、高血红蛋白浓度等特征，以应对高原的严寒与缺氧环境。

三、高原矿产资源的富集分布与开发挑战

青藏高原是我国乃至世界上矿产资源极为丰富的地区，已发现120多种矿产，且几乎都分布在高海拔或特高海拔区域。祁连山地区、昆仑山脉和唐古拉山区是主要的采矿活动区域，这里有丰富的石油、天然气、有色金属、非金属矿产等。例如，察尔汗盐湖的钾盐和锂矿是重要的战略性资源，而在海拔靠近5000米的地方，黄金矿储量十分丰富，藏族人民开采黄金的历史悠久。大片的煤矿广泛分布在高原的高山上，吸引了

大量汉族和藏族工人居住在大型煤矿城镇。但高海拔地区的矿产开发面临着冻土保护、生态恢复等难题，需要在资源开发与环境保护之间找到平衡。

四、可可西里：高原生态与资源保护的典范

可可西里作为青藏高原首个世界自然遗产地，平均海拔4700米，是中国最大的无人区之一，保留着最完备的原始自然状态。这里地貌类型多样，有高山、冰川、冻丘、火山熔岩等地貌，也有丰富的气候地貌类型。在这片土地上，生活着230多种野生动物，包括藏羚羊、野牦牛、藏野驴等国家一级保护动物，以及48种高原珍稀飞禽。植物资源同样丰富，有214种种子植物，其中84种为青藏高原特有，仅垫状植物就有50多种，占世界垫状植物种类的三分之一。可可西里为藏羚羊提供了最重要的产羔地，庇护了世界上近一半的野牦牛种群，保存着完整的高原夷平面、密集的高原湖群以及未受人类干扰的高原草原生态系统，无论从生态学还是生命科学的意义上看，对中国乃至全世界都具有重要价值。

第四节　高原特殊气候特征

高原气候是塑造青藏高原生态系统的核心驱动力，也深刻影响着高原人群的生产生活与身体健康。这片平均海拔超4000米的土地，因大气环流与地形地貌的共同作用，形成了全球独一无二的高原大陆性气候体系，其特征可概括为“高寒干旱、辐射强烈、温差悬殊、气象多变”。

青藏高原的隆起改变了全球大气环流格局，其“大地形效应”使高原成为北半球重要的气候启动区。海拔每升高1000米气温约下降6℃，

导致高原全年平均气温在-8.8～5.6℃，超半数区域年平均气温低于0℃，形成“年无炎夏”的气候基调。以唐古拉山口为例，即使盛夏7月平均气温也仅-1℃，冬季极端低温可达-40℃以下。同时，高原西北部受喜马拉雅山脉阻挡，印度洋水汽难以深入，柴达木盆地年降水量仅17.6mm，呈现荒漠景观，而北部全年大风日数超100天，风速常达8级以上。由于空气稀薄且尘埃少，大气透明度高达90%以上，拉萨年日照时数达3000小时以上，比同纬度平原地区多1/3。

高原气候要素呈现极端性与时空变异特征。紫外线辐射强度达3000～6000MJ/m^2，是平原地区的3～5倍，虽能促进维生素D合成，却也加速皮肤老化并增加白内障风险。昼夜温差常达15～20℃，拉萨夏季午后气温可达25℃，凌晨却可降至5℃，形成“早穿皮袄午穿纱”的生活景象。降水在空间上差异显著，藏东南墨脱年降水量超2000mm，雨林与冰川共存，而羌塘高原不足150mm；时间上80%降水集中在5～9月，那曲夏季午后常突发5cm直径的冰雹，威胁农牧业生产。

复杂地形切割出多样的微气候单元。从雅鲁藏布江谷地到珠穆朗玛峰，短短几百公里内依次出现亚热带至寒带气候，形成“一山有四季，十里不同天”的奇观。横断山区的深切河谷因“焚风效应”形成干热气候，谷底香蕉与山腰冷杉共存，而相邻山系却常年积雪。青海湖等大型湖泊周边空气湿度较高，结冰期比同海拔区域晚1个月，多年冻土区因地表反射率高，局地气温比非冻土区低2～3℃。

这种特殊气候深刻影响着高原生态与人类活动。植物形成“垫状生长”策略，动物演化出厚毛被和高血红蛋白浓度；藏式碉房采用1米厚石墙保温隔热，河谷地区发展“青稞＋牦牛”的垂直农业，传统饮食中富含酥油和红景天茶饮。近50年来，高原升温速率达0.3℃/10年，高于全球平均水平，导致冰川退缩、冻土消融，影响河流径流与生态平衡。冬季暴风雪常导致藏北牧区雪灾，夏季强对流引发的冰雹灾害年均达30天，凸显气候对高原生计的制约。

作为全球气候系统的“调节器”，高原气候既孕育了极端环境下的生命奇迹，也推动着人类创造与气候共生的文明形态，其微小变化都可能引发连锁反应，具有不可替代的生态与科学价值。

第五节　高原特殊环境对人类的影响

一、青藏高原人类群体

在青藏高原，最主要的是以藏族血统为中心的民族，包括藏族、夏尔巴人、门巴族、珞巴族等。具有藏族血统的人群是世界高原人群中适应历史最长的人类群体，藏族形成了具有青藏高原特色的文化背景和在高海拔地区生存、繁衍、健康发展的生物学策略和医学保障体系。汉族作为世界最大的高原移居群体，其高原习服历史为50～100年。此外，尚有回族、蒙古族、撒拉族、土族、东乡族、保安族、裕固族、哈萨克族等民族。在青藏高原人类适应水平及高原病的发病情况中，关键问题是藏族人群实际居住在多高的海拔上。可通过藏族居住的地理分布、该地区海拔及藏族活动范围综合判定，以解决慢性高山病地理差异产生的争议问题。

青藏高原地域辽阔、人口稀少。根据中国1990年人口普查（中国第四次全国人口普查，1991），藏族总人口为459 4188人。其中450 6944人（占98.10%）生活在海拔2000米以上，72.30%的居民生活在3000米以上，

21.01%的居民生活在4000米以上，1.02%的居民生活在5000米以上。

二、高原对人体的影响

高原环境对人体的各个系统都会产生应激反应，当人们在海拔4500米以上地区生活和劳动时，大气压的显著降低将会引发一系列医学问题。因此，如果一个矿区的海拔超过4000米，则尽可能挑选健康的世居藏族作为矿工为好，因为他们能忍受这样的高海拔并且有能力进行体力劳动。而来自低海拔地区的汉族，在海拔4000米或者以上的海拔生活劳动，将极易患慢性高山病。

1. 呼吸系统　高原地区海拔高，含氧量少。这会引发一系列呼吸困难等缺氧症状，如头痛、心悸、胸闷、气短等。在高海拔地区，人们常常会感到呼吸急促，活动后症状更加明显。有资料表明，高原缺氧会使人体出现头痛（常为前额和双侧颞部疼痛）、恶心、呕吐、心悸、胸闷、呼吸困难、脉搏增快、血压升高等症状。呼吸系统疾病也可能加重，如慢性支气管炎、肺气肿、哮喘等患者在高原地区容易出现病情恶化，严重者可能导致高山肺水肿和高山脑水肿。高原低氧环境会通过多重机制影响呼吸功能。当动脉血氧分压（PaO_2）低于60mmHg时，颈动脉体化学感受器被激活，通过神经反射引起呼吸加深加快，呼吸频率可从平原时的12～20次/分增至20～30次/分。这种过度通气会导致二氧化碳排出过多，引发呼吸性碱中毒。同时，低氧诱导的肺血管收缩反应使得肺动脉压力升高，适度的增压有助于改善通气/血流比值，但过度的肺血管收缩则可能导致肺动脉高压。长期居住高原者会出现肺血管重塑，表现为肺动脉中层平滑肌增生、血管壁增厚。值得注意的是，世居藏族人群表现出独特的肺循环适应特征，其肺动脉压升高程度明显低于新迁入者，这与*EPAS1*等基因的遗传变异有关。

2. 心血管系统　心血管系统的改变尤为复杂而显著。急性期主要表现为交感神经兴奋性增强，导致心率增快和血压升高（升高10～20mmHg），并伴有明显的胸闷、气短症状。这种状态通常需要2～4周才能逐渐适应并恢复到接近平原水平。为适应高原低氧环境，心脏会通过两种主要方式进行代偿：一是心率加快，正常成年人的静息心率每分钟增加10～20次；二是增强心肌收缩力。这种代偿机制虽然能暂时满足机体对氧气的需求，但长期处于高原环境下，心脏会发生结构性改变，最典型的就是心肌肥厚，心电图可见QRS波群增宽、T波改变等特征性变化。这种通过增加心肌细胞体积来增强泵血功能的适应性改变，虽然短期内能提高心脏工作效率，但长期来看可能导致心脏舒张功能受限，显著增加心律失常和心力衰竭的发生风险。

此外，长期的高血压状态会大大增加冠心病、脑卒中等心脑血管疾病的发病风险。长期缺氧还会引起脂质代谢异常，表现为甘油三酯和低密度脂蛋白水平升高，这些改变成为慢性高山病的重要预警指标。这些适应性改变在不同人群间存在显著差异，世居藏族人群表现出更优的适应能力。因此，对于计划长期驻留高原的人群，定期监测心率、血压和血常规指标显得尤为重要，这有助于及时发现可能的适应不良状况。

3. 消化系统　高原低氧环境会对人体消化系统产生明显影响。消化系统在高原环境下会发生明显的功能抑制。急性期主要表现为胃肠动力减弱，胃排空时间可延长30%～50%，肠蠕动减慢。消化液分泌显著减少，胃酸分泌量下降40%～60%，胰蛋白酶活性降低30%～45%，这些改变直接影响食物的消化吸收。随着时间推移，消化系统会部分适应，2～4周后症状有所缓解，这得益于胃肠道血流量重新分布和肠黏膜细胞的适应性改变。但长期处于高原环境仍会导致慢性胃炎、消化性溃疡等疾病的发病率明显增高，这与持续的黏膜屏障功能受损有关。建议采取少食多餐、增加碳水化合物比例等饮食调整来减轻症状。

随着在高原停留时间延长，消化系统会逐渐适应。多数人在2～4周后症状会有所缓解，这得益于胃肠道血流量重新分布和肠黏膜细胞的适应性改变。但长期处于高原环境仍可能带来一些健康隐患，如慢性胃炎、消化性溃疡等疾病的发病率较平原地区明显增高，这与持续的消化功能紊乱和黏膜屏障功能受损有关。

为减轻高原环境对消化系统的影响，建议采取少食多餐的饮食方式，每日可分5～6次进食，并适当增加碳水化合物摄入比例。同时要注意饮食卫生，避免进食过于油腻或刺激性食物。若症状持续不缓解，可考虑在医生指导下使用消化酶制剂或胃肠动力药物。

4. 神经系统　神经系统对缺氧的敏感性远超其他器官，这是由于大脑耗氧量占全身总耗氧量的20%～25%，且自身几乎无能量储备，对血氧变化极为敏感。轻度缺氧时，整个神经系统兴奋性增加，如情绪紧张、易激动、欣快感等，继而出现头痛、头晕、失眠、健忘等，进入较高海拔由兴奋转为抑制过程，表现为嗜睡、神志淡漠、反应迟钝。

（1）急性缺氧：从神经兴奋到抑制的快速转换。初入高原时，轻度缺氧会刺激颈动脉体化学感受器，促使交感神经兴奋并释放去甲肾上腺素等递质，让人出现情绪紧张、易激动甚至欣快感。同时，低氧会导致脑血管代偿性扩张，引发搏动性头痛、头晕，部分人还会因睡眠周期中快速眼动睡眠期缩短而失眠。而当海拔超过3000米，血氧分压持续下降，神经元因ATP生成不足导致电活动抑制，加上抑制性递质γ-氨基丁酸释放增加，神经系统会从兴奋转为抑制，表现为嗜睡、神志淡漠、反应迟钝，严重时可能因脑水肿陷入昏迷。

（2）慢性缺氧：神经递质与睡眠结构的重塑。长期处于高原低氧环境，神经递质系统会发生适应性改变：5-羟色胺合成酶活性降低且降解加速，多巴胺转运体功能异常，导致突触间隙递质浓度失衡，使人出现情绪调节障碍或认知功能减退。睡眠方面，低氧会诱发陈-施呼吸，打断睡眠周期，同时抑制下丘脑褪黑素分泌，造成睡眠效率下降（可低于60%）、深睡眠期显著缩短，次日常伴随疲劳感加重。更深远的影响在于，慢性缺氧可引起脑白质脱髓鞘、海马区神经元凋亡，头颅MRI检查能发现脑萎缩迹象，长期居住者的认知测试得分通常低于平原人群。

（3）高原脑水肿：危及生命的神经急症。在严重低氧状态下，脑血管内皮细胞损伤会破坏血-脑屏障，引发血管源性脑水肿；同时，脑细胞无氧酵解产生的乳酸堆积，又会导致细胞毒性脑水肿。这种双重损伤会使患者除嗜睡、反应迟钝外，出现共济失调（如无法直线行走）、喷射性呕吐等症状，若不及时救治，可能进展为昏迷甚至脑疝，病死率极高。从海拔2500米开始，神经系统的反应会随缺氧程度加重而升级：2500～4000米时，头痛加剧、注意力不集中现象明显；超过4000米后，脑细胞能量代谢严重障碍，神经抑制症状显著，这也提示高原旅行中需根据海拔警惕神经功能的异常变化。

5. *血液系统*　在高原低氧环境中，血液系统会发生一系列代偿性与适应性改变，以维持机体的氧气供应平衡。这些改变既包括红细胞数量与功能的调整，也涉及血液循环阻力、凝血功能及免疫炎症反应的动态变化，呈现出复杂的生理与病理交织过程。

（1）红细胞数量增多：在高原地区，由于缺氧，人体会出现代偿性红细胞数量增多的现象。这是身体为了适应低氧环境而做出的一种生理反应。随着红细胞数量增多，血液黏稠度也会相应升高。像生活在高原地区的人群，其红细胞数量往往比平原地区的人要高。在高原初期，身体会迅速做出反应，刺激骨髓加快红细胞的生成。随着时间的推移，红细胞数量逐渐增多，血液中的血红蛋白含量也相应增加。然而，红细胞数量的过度增多也会带来一些问题。一方面，血液的黏稠度会显著升高。这是因为红细胞数量的增多使得血液的流动性变差。血液黏稠度的升高会加大心脏的负担，心脏需要更用力地收缩才能推动血液在血管中流动。另一方面，血液黏稠度升高还会增加血栓形成的风险。当血液过于黏稠时，血小板等凝血因子更容易聚集在一起，形成血栓。如果血栓堵塞了重要的血管，如脑血管、心血管等，就会引发严重的疾病，甚至危及生命。

（2）循环阻力增加：高原环境不仅会导致红细胞数量增多和血液黏稠度升高，还会使人体的循环阻力增加。在低氧条件下，身体的血管会发生收缩，以减少血液流向非重要器官，保证大脑、心脏等重要器官的血液供应。然而，血管的收缩会导致循环阻力增加，心脏在泵血时需要克服更大的阻力。长期处于高循环阻力状态下，心脏会逐渐出现适应性改变。心脏的心肌会增厚，以增强收缩力，但同时也会增加心脏的负担。如果心脏长期承受过度的负担，就可能会出现心力衰竭等严重后果。此外，循环阻力的增加还会影响其他器官的血液灌注。例如，肾脏的血液灌注减少可能会导致肾功能受损，出现尿量减少、蛋白尿等症状。肝脏的血液灌注不足则可能影响肝脏的代谢功能，导致肝功能异常。

血液系统表现出复杂的代偿性改变。为应对缺氧，肾脏分泌的促红细胞生成素增加，刺激骨髓造血功能活跃，网织红细胞计数显著增高，最终导致红细胞数量增多和血红蛋白浓度升高。这种改变虽然提高了血液携氧能力，但也带来血液黏稠度升高、血流速度减慢等问题。同时，血小板活性和聚集性增强，凝血功能亢进，加上血管内皮功能受损，使得血栓形成风险显著增加。此外，缺氧还会影响白细胞功能，炎症因子如IL-6、C反应蛋白水平升高，这可能与急性高原反应的发生有关。

6. *皮肤系统* 皮肤系统在高原环境下面临多重挑战：首先是微循环改变导致的“高原红”，即面部毛细血管扩张；其次是强紫外线辐射（强度为平原3～5倍），可损伤DNA、破坏胶原蛋白并增加皮肤癌风险。同时，低氧和干燥环境会损害皮肤屏障，导致干燥、敏感及修复能力下降。建议采取防晒和保湿措施应对。

（1）高原红现象：高原地区气候独特，大气压力低、空气干燥且稀薄。长期处于这样的环境中，人的皮肤角质层会逐渐受到损伤。由于高原地区的紫外线强度通常较高，加上风力较大，皮肤不断受到外界刺激，使得角质层的保护功能减弱。在低气压的影响下，皮肤的血液循环也会发生变化。为了适应低氧环境，身体会优先保证重要器官的血液供应，而皮肤的血液供应相对减少。这种情况下，皮肤的新陈代谢减缓，角质层的更新速度变慢，容易导致角质层堆积增厚。同时，低氧环境还会使皮肤中的毛细血管扩张，以增加血液中的氧气供应。这些因素共同作用，使得面部等皮肤暴露部位出现明显的“高原红”现象。

（2）紫外线伤害：高原地区的强紫外线照射对皮肤有诸多不良影响。一方面，会加速皮肤衰老，使皮肤变得粗糙、松弛，出现皱纹等。另一方面，可能引发各种皮肤疾病，如晒伤、皮肤过敏等。据研究，高原地区的紫外线强度是平原地区的数倍甚至更高。例如，在某些海拔较高的地区，人们如果不注意防护，长时间暴露在阳光下，很容易出现皮肤红肿、疼痛等晒伤症状。严重的还可能导致皮肤炎症，影响皮肤的正常功能。

高原地区由于大气层较薄，对紫外线的阻挡作用减弱，使得紫外线强度远高于低海拔地区。强烈的紫外线照射对皮肤的危害极大。首先，紫外线会直接损伤皮肤细胞的DNA，导致基因突变，增加皮肤癌的发病风险。长期暴露在高原的强紫外线下，患鳞状细胞癌、基底细胞癌和恶性黑色素瘤等皮肤癌的概率明显升高。其次，紫外线会破坏皮肤的胶原蛋白和弹性纤维，使皮肤失去弹性，出现皱纹、松弛等老化现象。而且，这种老化是不可逆的，一旦形成，很难通过普通的护肤手段完全恢复。再者，紫外线还会引发皮肤炎症反应，出现红斑、水肿、疼痛等症状，严重时可形成水疱、糜烂。炎症反应会进一步破坏皮肤的屏障功能，使皮肤更容易受到外界有害物质的侵袭，加重皮肤的损伤。此外，紫外线还会影响皮肤的色素代谢，它会刺激黑色素细胞产生更多的黑色素，导致皮肤变黑、色素沉着，这种色素沉着在面部、颈部、手臂等暴露部位尤为明显，不仅影响美观，还可能给人带来心理压力。

三、高原习服与适应的生理学特征

高原环境对人体最显著的影响是低氧。当平原人群进入高原后，机体需要通过一系列复杂的生理调节来适应这种低氧环境，这个过程被称为高原习服。与此同时，世代生活在高原的藏族人群则通过长期的进化适应，形成了独特的生理特征。这两种适应方式在现象表现、作用机制和持续时间上都存在显著差异。

1. 基本概念　高原习服（high-altitude acclimatization）是指平原人群短期暴露于高原低氧环境时，机体通过一系列生理调节来维持内环境稳定的过程。这一过程具有三个关键特征：渐进性（需时1～3个月）、可逆性（返回平原后逐渐消失）和个体差异性。根据海拔的不同，完全习服所需时间存在差异：在2300米需3～4周，而在4000米以上可能需要更长时间。

高原适应（high-altitude adaptation）特指世居人群通过长期自然选择获得的遗传性特征。这种适应具有四个基本属性：遗传性（由特定基因决定）、稳定性（终身保持）、整体性（多系统协同）和进化性（经自然选择形成）。藏族人群的适应特征包括优化的呼吸效率、特殊的心血管调节能力和独特的氧利用模式，这些特征使其能够在3000～4500米的高原环境中正常生活和工作。

2. 现象描述 高原环境对人体最直接的影响表现为一系列可观测的生理现象变化。当平原人群进入海拔2000米以上的高原地区时，最先显现的是呼吸频率加快和深度增加的现象。这种呼吸改变通常在数小时内就会出现，并持续数周至数月。血液检查可观察到红细胞数量逐渐增多，血红蛋白浓度上升，这一现象在高原停留3～4周后趋于稳定。运动员经过系统的高原训练后，其最大摄氧量可提升3%～5%，肺活量增加2%～3%，这些生理指标的改善在返回平原后约2周内逐渐消退。

高原世居人群则表现出截然不同的生理现象。藏族人群在静息状态下即保持较高的每分通气量，但其血红蛋白浓度却与平原人群相近。运动生理测试显示，藏族运动员在低氧环境下能维持接近平原时的运动能力，其最大摄氧量的下降幅度显著小于平原运动员。特别值得注意的是，藏族人群的肺动脉压维持在正常水平，这与平原人群在高原常见的肺动脉高压现象形成鲜明对比。

3. 作用机制 与平原人群的习服不同，世代生活在高原的藏族人群展现出了更为完善的适应特征。藏族人群主要居住在海拔3000～4500

米的青藏高原，经过数千年的自然选择，他们已经发展出一套独特的适应机制。

（1）在呼吸系统层面：平原人群的习服机制始于颈动脉体化学感受器的激活。当动脉血氧分压（PaO_2）＜60mmHg时，低氧刺激通过抑制钾通道使感受器细胞去极化，触发神经冲动传入延髓呼吸中枢。这一过程涉及多种神经递质，包括乙酰胆碱、多巴胺和ATP。随着习服时间延长，肾脏分泌促红细胞生成素增加，通过JAK-STAT信号通路刺激骨髓造血。同时，红细胞内2,3-二磷酸甘油酸（2,3-DPG）浓度升高，通过别构效应降低血红蛋白与氧的亲和力。

（2）在遗传层面：*EPAS1*基因的特定单倍型使其在低氧条件下能维持适度的促红细胞生成素反应，避免过度红细胞数量增多。*EGLN1*基因的变异导致HIF-1α降解速率改变，影响多种靶基因的表达。

（3）在生理层面：藏族人群的颈动脉体敏感性保持适度反应，既保证足够的低氧通气反应，又避免过度通气导致的呼吸性碱中毒。其独特的肺血管反应机制涉及内皮型一氧化氮合酶活性增高和钾通道表达谱的改变，这些共同维持了较低的肺血管阻力。

（4）在心血管系统层面：平原习服者主要依靠增加心排血量来代偿缺氧，这一过程受交感神经兴奋和肾素－血管紧张素系统激活驱动。而藏族人群则表现出更高效的心血管调节：心肌细胞线粒体密度增加、毛细血管增生改善氧供；特定的β-肾上腺素受体多态性使其在运动时能更有效地增加心排血量；一氧化氮介导的血管舒张功能增强确保组织灌注。这些机制共同作用，使藏族人群在高原环境中保持优异的有氧运动能力。

（5）在血液系统层面：与安第斯高原居民不同，藏族人群的血红蛋白浓度与平原人群相近，但氧运输效率更高。运动时，他们的动脉血氧含量能保持稳定，而其他人群则会出现明显下降。这种高效的氧利用能力使藏族人群在高原环境中具有显著的运动优势。

高原习服和遗传适应虽然都能帮助人体应对低氧环境，但其作用机制和效果存在本质区别。习服是短期的生理调节，主要通过改变呼吸、循环和血液系统的功能状态来实现；而遗传适应则是长期的进化结果，涉及器官结构、功能代谢等多层次的优化。

从时间维度看，习服需要数周时间建立，且具有可逆性；遗传适应则是与生俱来的稳定特征。在生理表现上，习服者往往表现为代偿性红细胞增多、肺动脉压升高等特征；而适应者则能维持正常的血红蛋白水平和肺动脉压。运动能力方面，藏族人群在低氧环境下的最大摄氧量可达到优秀耐力运动员的水平，这是平原习服者难以企及的。

这些差异提示我们，在高原训练和医学研究中需要采取不同策略。对于平原人群，可以通过科学的高原训练方案来提升运动能力；而对于高原疾病的防治，则可以借鉴藏族人群的适应机制，开发新的治疗靶点。

4. *研究展望* 藏族人群的高原适应研究具有多重价值。在基础研究层面，它为人类环境适应提供了经典案例，有助于揭示自然选择的作用机制。在运动科学领域，藏族人群的生理特征为优化运动员训练方案提供了重要参考。在医学应用方面，这些研究成果可能为高原病、肺动脉高压等疾病的防治开辟新途径。

随着分子生物学技术的发展，科学家们已经发现了一些与高原适应相关的基因位点，如EPAS1、EGLN1等。这些发现不仅深化了我们对人类适应机制的认识，也为相关医学研究提供了新的思路。未来研究可以进一步探索这些基因与环境互作的分子机制，以及它们在低氧相关疾病中的作用。

总之，高原习服和遗传适应展现了人体应对环境挑战的不同策略。对这些机制的深入研究，不仅具有重要的理论价值，也在运动医学、临床医学等领域具有广阔的应用前景。

参考文献

[1] 吴天一．吴天一高原医学［M］．武汉：湖北科学技术出版社，2020：1-3.

[2] 苏珊·R. 威尔科克斯，安妮·艾登，艾维·G. 马尔科利尼．急诊机械通气基础［M］．单可记，梁艳，张军伟，译．上海：世界图书出版公司，2020：23.

[3] BAILEY D M，KLEGER G R，HOLZGRAEFE M，et al. Pathophysiological significance of peroxidative stress，neuronal damage，and membrane permeability in acute mountain sickness［J］. J Appl Physiol（Bethesda，Md. 1985），2004，96（4）：1459-1460.

[4] 高志奇，谢慎威，何文娟，等．慢性高原病与血常规和血生化指标的相关性研究［J］．临床血液学杂志，2023，36（8）：548-552.

[5] 余雯静，王大新．急性感染诱发急性心肌梗死的临床特点及炎症指标相关分析［J］．临床心血管病杂志，2021，37（7）：615-619.

[6] 刘涛波．亚高原训练对高原驻训新兵血液流变学的研究［J］．西北国防医学杂志，2021，42（5）：318-323.

[7] PU X，LI F，LIN X，et al. Oxidative stress and expression of inflammatory factors in lung tissue of acute mountain sickness rats［J］. Mol Med Rep，2022，25（2）：49.

[8] AGRAWAL A，RATHOR R，SURYAKUMAR G. Oxidative protein modification alters proteostasis under acute hypobaric hypoxia in skeletal muscles：a comprehensive in vivo study［J］. Cell Stress Chaperones，2017，22（3）：429-443.

[9] 李素芝，蔡志祥，王洪斌，等．移居海拔3658m对男性激素的影响［J］.

高原医学杂志，2006，16（4）：1-3.
[10] 蔡志祥，李素芝，王洪斌，等. 移居海拔3658米对女性孕酮、雌二醇的影响 [J]. 放射免疫学杂志，2006，19（5）：388-389.
[11] 张景勇. 重登地球之巅，重测珠峰高度 [N]. 经济日报，2005-05-25.
[12] 张景勇，边巴次仁. 决战“地球之巅”[N]. 光明日报，2005-05-23.
[13] 张景勇，边巴次仁. 我国成功进行珠峰登顶测量 [N]. 科学时报，2005-05-23.
[14] 西胡，奚志农，田捷现. 可可西里：一个洋溢着生命的高寒草原 [J]. 中国国家地理. 青海专辑（上辑），2006，544：176-190.
[15] 方克. 藏羚：典型的高原动物 [M]// 中国的世界纪录：地理资源卷. 长沙：湖南教育出版社，1990：52-53.
[16] 郭柯. 青海可可西里地区的植被 [J]. 植物生态学与地植物学学报，1993，2：16-20.

第二章

现代医学防治高原性失眠

睡眠是自然界各种生物的一种常见生理现象。生物们通常会使用占生命30%以上的时间来进行这项生命活动。从这个基本的生理过程在生命进行所有活动的总时间占比来看，其重要性是不言而喻的。生物们将通过睡眠褪去每天的疲惫，重新生长出旺盛的精力以维持明天的生命活动。同时，生物们也通过睡眠的时间使机体进入低消耗状态，类似于机器的“待机模式”，排出体内积攒一天的代谢废物库存。这与机体保持健康密切关联。缺失了睡眠，健康就失去了保障，生命也会就此凋零。

在中西医发展的历史长河中，各医学学派均将睡眠视为“保持健康的基石”。清代医家李渔曾指出：“养生之诀，当以睡眠居先。睡能还精，睡能养气，睡能健脾益胃，睡能坚骨强筋。”长沙马王堆出土医书《十问》中说：“夫卧，非徒生民之事也。举凫、雁、肃霜（鹔鹴）、蚖檀（鳝）、鱼鳖、耎（蠕）动之徒，胥（须）食而生者，胥卧而成也……故一昔（夕）不卧，百日不复”，文挚对齐威王谏言道：“我的养生之道把睡眠放在头等位置，人和动物只有睡眠才能生长，睡眠帮助脾胃消化食物。所以睡眠是养生的第一大补，人一个晚上不睡觉，其损失一百天也难以恢复。”不仅人需要睡眠，任何生物都离不开睡眠，没有适当睡眠，就无法维持其他生命活动的进行。在璀璨的华夏文明发展长河中，我们的祖先早在两千多年前就揭示了睡眠对于生命健康无可替代的作用。

睡眠是许多代谢性疾病痊愈的保护因素。随着高原地区人口逐渐增加，低氧环境的适应问题也日益显著，对于这个需要面对并解决的现实问题，我们还有很长的路要走。这也是广大医学、健康界学者为之奋斗的目标。

第一节　现代医学对高原睡眠的认识

一、睡眠

睡眠可以定义为一种非意识的状态，此时机体可以被传送来的感觉或其他刺激所唤醒，由此可以与深麻醉和导致昏迷的疾病状态相区别。生理性的睡眠通常具有某些特征，一般可以记录为两种类型：一种为非快速眼球运动睡眠，另一种为快速眼球运动睡眠。

关于非快速眼球运动睡眠，脑电波图上显示：由慢的δ波占据主导地位。在睡眠早期，处于警觉期的α节律为8～13Hz，该节律较为明显。睡眠时，大脑梭状脑波也可出现。δ波可能是源于大脑皮层。一种说法认为是由底层的驱动，但大量研究主流认为是由于网状结构活性系统的活性水平降低。此种睡眠表现为周围血管张力降低，血压下降，呼吸频率减小及基础代谢率降低。

而另一种被称为快速眼球运动睡眠的特征与此大相径庭。该种睡眠类型表现为眼睛保持闭合，但眼球在水平方向上快速运动。有人认为这是睡眠者进入深度睡眠的一种外在表现方式，频率的快慢可能与睡眠者梦境的沉浸程度有关，并且这种说法得到了有效证实。通过对快速眼球运动睡眠的人进行采访得到了肯定的答复。同时，通过对该种睡眠者进行各生理指标监测，发现睡眠者在夜间睡眠的眼球运动通常持续5～20分钟，平均每90分钟睡眠出现一次，并且睡眠者很难被唤醒，其全身肌肉张力明显降低，偶尔伴有突然的肌肉抽搐或者肢体痉挛，心率也变得不规律，大脑保持相对活跃。在动物实验中，科学家们还原出了神经纤维间的神经递质，由它接触受体产生的电信号与形成睡眠的电信号高度一致！研究者认为这就是睡眠形成的“罪魁祸首”。当然，睡眠形成是一个复杂的过程，此外，还有其他的神经递质的作用，目前对于该过程形成原理的探索仍在紧锣密鼓的进行中。基于上述对睡眠的认识，有人提出，人类对于高原适应存在的睡眠障碍问题可能与中枢神经功能受损密不可分。除此原因以外，低氧环境对人体生理功能的影响也不容忽视。

二、睡眠分期

睡眠分期系按30秒信号出现的记录，用国际通用的标准判定。

1. 非快速眼球运动睡眠　非快速眼球运动睡眠简称非快速眼动睡眠（non-rapid eye movement sleep，NREM sleep），又称慢波睡眠（slow wave sleep，SWS），分为4期，各占总睡眠时间（total sleep time，TST）的百分率如下：NREM-1占5%，NREM-2占50%，NREM-3占10%，NREM-4占10%，NREM-3＋NREM-4占20%～25%。NREM-3＋NREM-4属于深度睡眠。

2. 快速眼球运动睡眠　快速眼球运动睡眠简称快速眼动睡眠（rapid eye movement sleep，REM sleep），又称快动眼睡眠，伴快速眼球运动，肌张力下降或完全松弛，心率和呼吸加快，脑血流增多，此期占总睡眠时间的20%。

三、高原睡眠

高原睡眠是人体在低氧、低气压的高海拔环境下的睡眠。国内外知名医学专著都对其做出了界定，在《高山医学》一书中，迈克尔·沃德提出，在快速进入海拔3000米以上地区时，因缺氧触发的生理性睡眠紊乱，睡眠主要表现为浅睡眠延长、深睡眠减少，并伴随潮式呼吸（周期性呼吸暂停）和夜间阵发性呼吸困难。中华医学会神经病学分会出版的《中国成人失眠诊断与治疗指南》指出：高原性失眠是登高后72小时内出现的急性失眠，伴随头痛、疲倦及食欲减退，属急性高山病的典型神经症状；脱离高原环境后可完全缓解。中国高原医学专著《高原医学》指出海拔≥2000米即可诱发高原失眠，但显著症状多见于≥3000米区域；其本质是机体对低氧的习服失败，表现为入睡困难、频繁觉醒及日间功能受损。诸多学者就高原睡眠达成了基本共识。多数定义为以2500～3000米为阈值，但个体差异显著。部分当地人群在海拔2000米上下即出现高原急进的不适反应。高原睡眠与普通睡眠有显著差异。一方面是睡眠结构不同，高原睡眠的睡眠结构较普通睡眠存在结构不均衡的特点。易导致体力恢复不足。另一方面，高原失眠有明确的环境诱因和可逆性，脱离高原症状后即消失。高原睡眠与普通睡眠治疗的核心具有一致性，即重建睡眠节律（如稳定入睡–觉醒周期）和降低生理唤醒水平（如缓解焦虑、调节自主神经平衡）。

高原睡眠的流行病学调查是开展高原睡眠医学研究的基础。近年来，我国学者在这方面做了一些基础工作，为高原睡眠医学的研究提供了基础数据支持。

1. *不同海拔对人睡眠的影响*　海拔2000米以下区域出现的睡眠障碍主要受环境和人为因素影响，其类型符合国际睡眠障碍分类标准，与高原低氧环境无显著关联。在海拔2000～2500米过渡区，个体因体质差异可能出现轻度生理反应（如呼吸/心率代偿性加快），但肺气体交换功能基本正常，高原反应发生率低，仅低氧敏感者人群可能发生高原失眠。

海拔3000～4500米为生物学高原范畴，缺氧效应显著增强，多数人出现典型高原反应症状（头痛、食欲减退、睡眠质量下降），动脉血氧饱和度降至98%以下，高原病与睡眠障碍呈正相关，其中4300米以上被视为人类非宜居临界值。海拔4500～5500米缺氧进一步加剧，静息动脉血氧饱和度常低于80%，夜间运动可诱发严重低氧血症（SaO_2＜75%），高原病发病率及低氧损伤风险显著升高，5000米以上构成“生理极限区”。海拔＞5500米的极高高原环境导致生理功能进行性紊乱，出现剧烈头痛、晕厥及持续性睡眠结构破坏，伴严重低氧血症（SaO_2 60%～70%）和低碳酸血症，需持续氧疗维持生命体征。

2. 高原环境对睡眠的影响　万兴松等研究海拔4700米高海拔低氧环境对睡眠的影响，发现高原地区工作人员的动脉血氧饱和度显著低于对照组，其睡眠效率下降及催眠药物使用率高于对照组，但随着高原习服，这些差异可能逐渐减小或消失。铁路工作人员在平均海拔4700米环境下作业，会出现动脉血氧饱和度降低、睡眠质量下降和血压升高，故高血压病史及睡眠障碍者不宜进入高原工作。潘磊等对拉萨（海拔3680米，大气压65.30kPa，氧分压13.5kPa）30名初次进藏健康青年男性的睡眠分析显示：高原人群总睡眠时间显著缩短，睡眠期转换次数增多，浅睡眠及觉醒频率显著增加，深睡眠与快动眼睡眠显著减少，同时出现周期性呼吸、夜间动脉血氧饱和度下降及呼气末二氧化碳浓度降低，此类睡眠紊乱与急性高原病发生呈正相关。蒋磊等对比易贡（2250米）、林芝（3000米）、泽当（3500米）、拉萨（3658米）、日喀则（3836米）、江孜（4040米）人群的睡眠特征，发现Ⅲ/Ⅳ期睡眠减少及深睡眠缺乏可能诱发脑功能损害与智能下降风险。初进高原人群普遍存在睡眠及呼吸结构紊乱，具体表现为入睡困难、失眠、总睡眠时间缩短、Ⅰ/Ⅱ期睡眠增加、觉醒时间与次数增多、睡眠阶段转换频繁，并伴随严重低氧血症、周期性呼吸及呼吸暂停事件。彭建伟等指出，初入高原1周内约70%人群存在睡眠质量下降，习服3个月后仍有40%发生率，显著高于平原水平。何锋等研究表明，常住高原的平原移居者睡眠障碍程度随海拔升高及居留时间延长而加重；海拔4500米以上区域尤其显著，表现为睡眠连续性破坏和结构紊乱，且海拔越高、移居时间越长，睡眠质量越差。张娜等针对高海拔驻地官兵的研究证实，高原环境显著损害其睡眠质量，主要体现在睡眠质量评分、入睡时间、总睡眠时长、睡眠效率及睡眠障碍维度。刘艳等发现，海拔4600米紧急入藏官兵的3%血氧饱和度下降指数变化最显著，印证高原环境导致睡眠质量下降。杨伶等调查显示，高原环境对民航飞行员睡眠影响显著：高原过夜频次越高，睡眠质量越差；首次进藏者睡眠紊乱率超80%，适应1～2周后虽可缓解（个体差异大），但若频繁往返高原与平原导致适应规律中断，且高原过夜居多时，入睡困难与频繁觉醒会因高原反应加剧而持续存在。

3. 高原睡眠障碍的流行病学调查　刘诗翔等抽调驻西藏某部队官兵180名，应用匹兹堡睡眠质量指数（Pittsburgh sleep quality index，PSQI）进行睡眠质量调查，其中睡眠质量差者占36.8%。睡眠问题主要表现在主观睡眠质量、入睡时间、睡眠效率、睡眠障碍、日间功能障碍5个方面，睡眠质量与兵种、性别、入驻高原时间有关。韩轶群等对4523米高原低氧环境下移居军人的睡眠状况进行研究，显示军人的睡眠质量较平原地区明显下降，年龄和入睡时间对睡眠质量有显著影响。高原移居者睡眠障碍主要表现为入睡时间延长、夜梦多、易惊醒、憋醒甚至端坐呼吸、慢波睡眠和快动眼睡眠减少等。国外研究发现，海拔2240米和4270

米周期性睡眠呼吸暂停的发生率分别占睡眠时间的24%和40%，国内在4700米的发生率为43.80%。张裕刚等研究发现首次到达海拔3050米以上的人群当中，睡眠功能紊乱者达83%。慢性高山病患者在海拔3780米地区主要呈现浅睡眠主导模式，而在2260米地区则以深睡眠为主，海拔3780米区域的呼吸暂停低通气指数显著高于2260米地区，其平均动脉血氧饱和度及最低动脉血氧饱和度值亦显著低于低海拔组；当患者从3780米移居至2260米地区2周后，慢性高山病评分及血红蛋白浓度均显著降低。刘桂兰等对高原地区大学生（青海大学，海拔2260米）的睡眠质量调查发现，19.1%的学生存在睡眠质量问题，高于平原地区大学生（13.93%），这表明尽管高原大学生睡眠时长充足，但特殊地理环境与气候条件仍显著损害其睡眠质量。高晓雷等对首次进入高海拔3650米地区的大学生的研究发现，驻留时间直接影响睡眠质量，但未证实焦虑、抑郁情绪对此过程存在显著影响。彭康康等通过多导睡眠监测（polysomnography，PSG）对青海红十字医院妇产科（西宁，海拔2290米）30名临产孕妇的研究表明，与健康非妊娠女性相比，妊娠晚期女性NREM-1期睡眠占总睡眠时间的比例、微觉醒指数、入睡后觉醒时间明显增加，慢波睡眠显著下降，且阻塞性睡眠呼吸暂停低通气综合征发生率更高。妊娠期女性体重增幅、BMI增幅、收缩压、舒张压与浅睡眠时间呈正相关，与深睡眠时间呈负相关；妊娠期BMI增长亦与浅睡眠时间呈正相关，与深睡眠时间呈负相关。

高原睡眠障碍的流行病学调查为我们了解高原性失眠提供了第一手资料，为我们进行高原睡眠疾病的分类创造了条件，也为高原睡眠医学研究提供了研究参考及防护借鉴。上述调查报告，也说明进入海拔2000米以上就可以发生与高原环境有关的高原睡眠障碍。随着海拔的增加，睡眠障碍越严重。不同海拔，自然环境越恶劣，睡眠质量越差。适应性训练，特别是柔性训练，如太极拳、瑜伽、八段锦等对加快适应高原习服很有帮助。阶梯递进与阶梯递下，建立不同海拔的生活区域或兵站，是减少高原病发生的重要措施。对军队和商贸人员来说，屯兵中低海拔，训练中海拔，住训高海拔，适应高海拔，轮训必不可少。就科学研究来说，对不同海拔睡眠障碍的研究，还需要大规模地进行不同海拔平面的流行病学调查，以确定不同海拔睡眠障碍的特点，并建立新的诊断标准。

第二节　高原睡眠的特征及典型症状

一、高原睡眠的基础特征

1. 觉醒次数显著增加　不少研究团队对高原睡眠进行了相关研究，并且与在海平面的睡眠做了比较。对一系列受试者进行了脑电图、肌电图、眼动图等检查，α波的活动被清楚地记录下来。与海平面睡眠对比研究发现：该组志愿者中，高原地区睡眠人群夜间睡眠平均觉醒次数显著多于海平面睡眠人群；通过给予高原地区睡眠人群乙酰唑胺可使该人群夜间睡眠通气增强而减少觉醒次数；而同一海拔人群夜间睡眠平均觉醒次数大致相当。通过高低海拔脑电图对比发现，低海拔睡眠人群未发现觉醒波出现，而高海拔睡眠人群在睡眠进程中觉醒波频繁出现，睡眠者并未进入深度睡眠。

2. 睡眠结构的改变　通过对大量急进高原的探险爱好者和诸多登山爱好者的观察中都得到了相同的观点，即高原睡眠结构发生了明显改变。

结果发现高原觉醒的频率增加，睡眠的各个时期的结构和时间间期发生了变化。均有由深睡眠向浅睡眠变化的倾向，慢波睡眠时长增加，而快速眼动睡眠时间缩短。国外相关领域研究人员Anholm带领的团队用减压舱模拟高海拔睡眠，分别为5000米、6500米、8000米。结果显示：与海平面相比，在这些高海拔睡眠时，清醒次数明显增加；总睡眠期缩短，快速眼动睡眠时间减少，这些变化会随着海拔的增加展现出更加明显的特异性。尤其需要注意的是，南极洲这种变化将更加显著，其原因可能不仅是海拔因素的影响，还与地理位置的高纬度高度相关。一则关于法国医学登山队在安纳普尔纳峰和萨哈马峰开展的关于睡眠呼吸的研究值得关注。两高峰的海拔分别位于4800米和6500米以上。研究结果显示，在高原难以进行并保持正常的睡眠模式。非快速眼动睡眠减少，并出现周期性呼吸，同时伴随非快速眼动睡眠和快速眼动睡眠的交替异常。处于安纳普尔纳峰的志愿者在海平面睡眠时都没有出现周期性呼吸，而在位于4800米的试验地睡眠时，所有志愿者均出现了不同程度的周期性睡眠，且持续整个睡眠时间。在睡眠出现周期性呼吸时并不是所有志愿者均出现了清醒，部分志愿者并无出现周期性呼吸而经常清醒。在所有志愿者登顶萨哈马峰后再次进行了试验。结果发现所有志愿者都出现了典型的周期性呼吸。但观察发现有部分志愿者周期性呼吸滞留时间与低氧通气反应呈正相关。就有理由认为周期性呼吸实际上是机体为适应肺泡氧分压不足而出现的有益于习服的反应。志愿者们在抵达试验地的最初几天出现不同程度的睡眠结构分裂、周期性呼吸和觉醒频发。随着时间的流逝，这些反应在不同程度地减弱和消退。通过夜间睡眠活动棘波的波峰、波谷频率测定也可以佐证这些结论。登山者在高原睡眠质量低劣，不像海平面的睡眠使人精力恢复。

3. 全身性反应　高原睡眠时发生的全身性的生理反应极为明显，主要表现在心血管反应。为了将有限的氧气输送到身体的各组织，心脏会加速跳动，心率明显增加。然而持续的心率加快会增加心脏负担，可能会导致心悸等不适症状。在高海拔地区睡眠时，当典型的非快速眼球运动睡眠的周期性呼吸发生时，周期性呼吸和心率也会随之发生周期性波动，但在通气处于最低时，血压并非最高。在高原居住4周以后，尽管通气只有很小的降低，但血压并未明显下降。由于血液循环较海平面有明显减弱，消化系统也会减弱，出现食欲减退、恶心、呕吐、腹胀等症状。神经系统的反应也同样值得关注。急进高原并且长期在高原睡眠会对认知功能有一定程度的影响，记忆力、注意力、反应速度可能会下降，甚至影响日常生活和工作。

二、高原睡眠的临床典型症状

19世纪90年代，一位来自法国夏蒙尼的Jacottet医生为了体验高山大气压对人体的影响，死于位于欧洲的海拔超过4800米的最高峰——勃朗峰的瓦洛特高山站。起初他登上峰顶感觉良好，并在手稿中记录了在峰顶上看到的盛景。然而经过一夜后，他死于高山病，经Wizad医生做了尸体解剖后得到验证。在他遗留的信中可以从只言片语中了解当晚他的感受："我彻夜未眠，气短、咳嗽、头痛、没有食欲。过了如此难熬的一夜，我实在不希望任何人再受到我这样的折磨"。这种生理反应并不是个例，登山爱好者们可以很容易注意到他们同伴的不规则呼吸及伴生的不适症状。意大利的安吉格·莫索教授首次将这一发现进行报道并用气鼓仪对这一呼吸模式图形进行描记。此外，莫索教授还在阿尔卑斯山脉观察到另一种异常呼吸模式，深呼吸的循环转换成周期性的浅呼吸而没有呼吸的中断。这是“高原睡眠周期性睡眠”的一种模式。无独有偶，1894年，爱尔兰医生Stokes发现了一种全新的高原呼吸模式，即呼吸在一段时间内是规律的，而很快一种深和长的呼吸出现了，在数秒钟暂停后又随之重复。该呼吸模式以发现者名字进行命名以区分之前发现的呼吸模式。在正常呼吸后，呼吸量变为最大，随之呼吸拉长直到发生呼吸暂停，如此往复，这是该模式最为突出的特点。同为爱尔兰人的John医生，早在1818年发现了同样的呼吸，他发现心力衰竭（心衰）患者出现周期性呼吸，深呼吸至呼吸暂停为一个周期，周期时间较长，达到40秒。周期性呼吸时，动脉氧气分压和二氧化碳分压同时出现周期性变化。心衰患者出现周期性呼吸时氧气分压也出现类似的周期性变化。后人为了纪念他们的发现，将之称为陈-施呼吸。高原上周期性呼吸就以该种呼吸模式最为常见。在该种呼吸模式下，患者包含以下几种症状。

1. 周期性呼吸　该症状是高原睡眠的典型特征。通常表现为呼吸加强和减慢交替进行，伴有阶段性过度通气和中枢性呼吸暂停或低通气。高原低氧引发低氧通气反应，通气增强导致低碳酸性碱中毒，于睡眠时出现呼吸暂停。呼吸暂停又加重了低氧程度及升高了二氧化碳分压。呼吸周期包含了2～3个深呼吸，随后呼吸暂停8～12秒，周期时长一般在18～20秒。而上述提到的睡眠觉醒通常发生在呼吸暂停和深快呼吸之间。受周期性呼吸影响的患者可以达到所有高原睡眠障碍患者的一半以上。这就说明，周期性呼吸在引发高原睡眠中断中有重要作用，并非唯一的作用。周期性呼吸并不因海拔的增高而频度增加，大部分周期性呼吸都出现在非快速眼球运动睡眠期。

有研究人员提出反馈学说对周期性呼吸发生的机制进行解释。该假说假定调节环包括周边化学感受器感应点和肺部肌肉系统效应处于“衰减”之下，即氧气降低和二氧化碳升高“矫枉过正”，导致周期性呼吸暂停，必然在自动通气增强后重新启动呼吸。睡眠时发生周期性呼吸引起气体交换率低于清醒时。其原因认为是睡眠时肺容量、心排血量和可能的通气驱动降低了。无论如何，睡眠时对高碳酸血症的通气反应是正常性的降低。正如对低氧的反应一样，而这两种改变在快速眼动睡眠期非常明显。在高原旅居者中，睡眠低氧血症的程度与清醒时的这些驱动不相关。

睡眠本质上是一种同质状态。睡眠过程由脑干尾端的上行抑制系统调控，该系统通过抑制性信号向上传导至大脑皮质，促进脑电波同步化并诱导睡眠，并与上行激动系统相拮抗，从而调节睡眠与觉醒的相互转化。人们对于周期性呼吸的生理意义的看法不同。部分人认为周期性呼吸的产生是由于活跃的低氧通气反应，可以认为活跃的低氧通气反应是不利的。几乎全部登山者均有低氧通气反应，在高原上出现频率很高和时间很长的周期性呼吸。因此认为低氧化学易感性越高，则高原睡眠时周期性呼吸越长。另外，周期性呼吸时间越长，其氧分压的值也就越高，由此认为，周期性呼吸改善了血氧饱和，因为周期性呼吸时氧气分压明显高于周期性呼吸发生前。周期性呼吸则睡眠血氧不饱和较轻。因此周期性呼吸对于到高原的健康平原居民是有益的。

2. 睡眠呼吸障碍　在高原睡眠经常会感到呼吸短促而被憋醒。一些不经常出入高原地区的居民会有这种反应。30%以上的居民在到达中等高原后出现睡眠呼吸障碍。一般会伴有周期性呼吸，表现为未能达到足够深呼吸后出现的明显且长的憋气感，还有围绕胸部的紧压感。与心衰患者的呼吸困难不同的是，这种憋气感不能因站起来而有所缓解，还会持续数小时甚至整晚，从而使人产生恐慌和惧怕感。然而，这种症状会在起床活动后渐渐消失。一般推测，这种现象是睡眠低氧血症引起的高山心脏病，并且会在夜间持续恶化。目前尚缺乏足够的证据来证明这种推测的科学性。

3. 睡眠低氧血症　正常的睡眠活动发生时，中枢神经系统功能活性降低，表现为对温度的调控能力变弱，肌肉松弛，疼痛阈值变高，心率、呼吸频率、血压均降低。呼吸活性降低会导致二氧化碳分压轻度升高。而肺部有疾病、肥胖、呼吸道病变者在睡眠时会有低氧血症。在海平面的正常人也会有低氧血症的病例，在高原的大部分人均会有显著的低氧血症。睡眠低氧血症会引发频繁觉醒，从而导致次日的精神萎靡不振、头痛、呼吸短促，这被认为是初抵高原地区数小时在夜间诱发急性高原病、高山心脏病加重的原因。

4. 高原嗜睡　该种症状较为少见，只有极少数志愿者在抵达高原的最初数小时内出现嗜睡现象。他们在休息时，打盹儿和打哈欠的频率明显增多，在安静的情况下，10分钟左右便可以进入深度睡眠。曾有报道称，一组登山团队在攀登美国的夏斯塔峰时，一名登山者失踪，后经调查发现了这名队员，他在队伍上次的休息扎营点靠着一个大石头睡着了。待整支团队到达下一个休息营地时，他再次在角落里陷入了深度睡眠。此时他有发绀现象，在清醒后的数分钟内仍旧处于不清醒状态。他的发绀与不清醒状态可能和睡眠低氧血症有关。虽然本次事件该名队员并没有生命危险，但使研究团队对队员高原适应的理解有了新的启示。高原嗜睡可能会使队员掉队，最终消耗完补给品导致缺氧或是死亡。试想如果这种情况发生在高原旅行社的运输司机身上，将会是严重车祸的根源。

第三节　高原性失眠的监测

一、国际统一的睡眠监测方法

根据国际通用的睡眠监测要求，应用多导睡眠监测仪获得多导睡眠图。其由下列各图构成。

1. 脑电图（electroencephalogram，EEG）　电极置于顶区及枕区加以记录。

2. 眼动图（electrooculogram，EOG）　电极置于双眼的眼角外侧加以记录。

3. 胸壁和腹壁呼吸运动　应用介导的胸腹呼吸传感器经呼吸监护转换仪加以记录。

4. 鼻气流　应用鼻前庭置气流温度传感器加以监测。

5. 心率　由心电图（electrocardiogram，ECG）加以记录。

6. 动脉血氧饱和度　由指氧仪加以监测。

入睡前及清醒后各测血压1次。

二、睡眠研究观测指标

睡眠研究主要包括睡眠结构、周期性呼吸及睡眠低氧血症。睡眠分期由美国国立卫生研究院发布，为全世界通用标准。我国各临床和科研单位也是遵循这一标准实施睡眠观测。各种睡眠参数和概念如下。

1. 总睡眠时间（TST）　由NREM sleep＋REM sleep时间构成。

2. 总睡眠期（total sleep periods，TSP）　由进入睡眠到次晨清醒时间构成。

3. 有效睡眠指数（effective sleep index，ESI） TST与TSP的比值。

4. 清醒和觉醒 清醒和觉醒的判定系根据美国睡眠疾病协会的报告。清醒判定：在30秒信号出现的记录上EEG描记有50%以上典型的清醒期。觉醒判定：在EEG上观察到短的、2～15秒的α波活动。

5. 睡眠觉醒及清醒指数 指每小时睡眠中出现觉醒或清醒次数。

6. 周期性呼吸（periodic breathing，PB） 指呼吸变大与变小规律性交替出现，多呈陈-施呼吸。

7. 睡眠呼吸暂停（sleep apnea，SA） 指鼻和口腔气流停止持续超过10秒，7小时睡眠呼吸暂停30次以上，平均每小时呼吸暂停5次以上。

8. 睡眠呼吸暂停分类

（1）阻塞性：指鼻和口腔气流暂停，而胸腹式呼吸存在。

（2）中枢性：指鼻和口腔气流及胸腹式呼吸运动同时暂停。

（3）混合性：指中枢性与阻塞性呼吸暂停先后同时存在。

9. 睡眠低通气或呼吸不足 指呼吸运动振幅和气流较正常呼吸时降低大于50%，并持续超过10秒。

10. 呼吸暂停低通气指数 呼吸暂停次数＋低通气次数/总睡眠时间（min）×60。

11. 改良英国呼吸困难指数（modified British dyspnoea index，MBDI） 无明显呼吸困难（除非剧烈运动）为0级，快走或上缓坡时出现气短为1级，以自己平时的速度在平地上行走时需要停下来休息为2级，在平地上行走100米或仅过了数分钟即需要停下来休息为3级，明显的呼吸困难而不能离开房屋或穿脱衣服时感到气短为4级。0～1级为0分，2级为1分，3级为2分，4级为3分。此实验用于阻塞性慢性睡眠呼吸障碍的功能判定。

12. 睡眠血氧饱和度　一般用指氧仪监测。国际标准要求连续7小时睡眠监测。

三、呼吸功能监测

睡眠呼吸测试对象在实验室检测以下基本呼吸功能：用力肺活量（forced vital capacity，FVC），第1秒用力呼气容积（forced expiratory volume in 1 second，FEV_1），呼气流量峰值（peak expiratory flow，PEF）。每项共检测3次，变异范围不超过5%。

四、低氧通气反应

（一）概念

低氧通气反应（HVR）是指肺泡氧分压达到40mmHg时的反应。

（二）检测方法

检测基本方法是逐渐把低氧混合气体（5%氧气、95%氮气）加到吸入气体的储气瓶内，直到在8～10分钟内气压达到40mmHg，同时同步记录通气反应，然后分析曲线意义。

（三）低氧通气反应用两种方法表达

1. A值　以每分通气量与终末潮气氧分压的关系表示：VE＝VO＋A/（$PetO_2$，−32）。

VE：每分通气量；VO：P_AO_2，外推无限大时的通气量，正常值为

4.8/min；P_AO_2：肺泡氧分压（mmHg）；32：VE-P_AO_2曲线的斜率接近无限大时的P_AO_2，正常值为32；A：是由双曲线的形状决定的参数，A与HVR成正比，A值越大则HVR越大。

2. 以每分通气量与动脉血氧饱和度的关系表示 HVR曲线斜率：$\Delta VE/\Delta SaO_2$。A值大或$\Delta VE/\Delta SaO_2$的线性回归斜率大则表示低氧通气易感，反之则表示低氧通气钝化。

（四）低氧通气压抑反应

低氧通气压抑反应（hypoxic ventilatory depression，HVD）指低氧通气低下，但给予吸入100% O_2则通气量增加。

第四节　高原性失眠的诊断

高原性失眠和传统的失眠有所不同，睡眠不是神经细胞的完全抑制，而是改变其活动方式，睡眠时，某些部分处于失活状态，而另一部分却被激活，它是一种主动调节重新组合及整顿的过程。睡眠关系到清醒，失眠会部分地影响到清醒，而清醒的质量也决定着睡眠的质量，这是一条十分基本但常被遗忘的原理。研究睡眠与觉醒障碍有很重要的临床意义。

失眠与许多因素有关，主要为社会因素和生物因素及躯体疾病。社会因素指与外界有关的特定条件，如生活质量、家庭、经济条件、工作压力、生活方式、人际关系、睡眠环境等。全身各系统疾病包括心血管系统、呼吸系统、内分泌系统、代谢系统、消化系统、神经精神等系统疾病均可导致失眠，80%～90%的焦虑症和抑郁症患者均有失眠。

国际上对睡眠障碍的定义和分类众说纷纭，在此列举一种最为广泛认同的分类解释，主要分为四大类，具体如下。

1. 睡眠失调　这种疾病是由内因性睡眠障碍、外因性睡眠障碍和睡眠的昼夜节律障碍组成。

2. 异态睡眠　这种疾病是由觉醒障碍、清醒-睡眠过渡性障碍、与快速眼球运动睡眠有关的异态睡眠和其他异态睡眠组成。

3. 躯体/精神疾病性睡眠障碍　这种疾病是由于精神疾病相关的睡眠障碍、与神经系统疾病相关的睡眠障碍和与其他疾病相关的睡眠障碍组成。

4. 值得注意的其他睡眠问题　第1类、第2类从症状学角度对睡眠障碍加以分类，睡眠失调指各种因素导致睡眠在量、质或时序方面的变化，即失眠、嗜睡或睡眠-觉醒节律障碍；异态睡眠则指睡眠中出现了异常的发作性事件，如睡行症、睡惊、梦魇等。睡眠障碍国际分类将由躯体/精神疾病所致的睡眠障碍单独归为一类。第4类专为睡眠学进展而设，已归入此类的有短睡眠者、长睡眠者、亚清醒综合征、睡眠时多汗、与月经-妊娠有关的睡眠障碍等。

一、诊断原则、核心特征与初步评估（病史采集）

诊断失眠症的核心是排除躯体疾病或精神障碍（如甲亢、疼痛、焦虑、抑郁）继发的睡眠问题。焦虑症常表现为入睡困难，抑郁症则多见顽固性早醒。需注意患者可能高估失眠严重程度，睡眠脑电波检查（PSG组成部分）可提供客观数据。原发性失眠特征包括：睡眠潜伏期延长（30min）、总睡眠时间缩短（＜6.5h）、生理性觉醒增多、REM期比例增加或潜伏期缩短。

诊断始于详尽病史采集：明确主诉类型（失眠、嗜睡、睡眠呼吸暂停伴鼾症/窒息/日间困倦或异态睡眠）。精确记录症状起始时间、诱因、频率（每周天数）和持续时间是区分短期（＜3个月）与慢性（≥3个月且≥3晚/周）失眠的关键。重点评估日间功能损害，尤其是嗜睡导致的危险场合入睡倾向、注意力涣散、效率下降、反应迟钝及情绪问题（易怒、焦虑、抑郁）。

二、生活习惯评估、体格检查与标准化工具应用

在病史采集基础上，必须系统评估生活习惯/环境因素（睡眠环境噪声/光线/温度/寝具、作息规律性及"社交时差"、咖啡因/酒精摄入及晚餐时间/量、运动规律性/强度/时间）以识别诱因。随后进行针对性体格检查：测量BMI（≥30kg/m^{2}为OSA高风险）及颈围（男＞43cm/女＞41cm提示OSA风险），并检查上呼吸道结构以排除解剖异常（如扁桃体肥大、舌体肥大）或炎症导致的气道狭窄。最后，应用标准化问卷减少主观偏差：匹兹堡睡眠质量指数（PSQI）通过7个维度评估过去1个月整体睡眠质量与失眠严重程度；艾普沃斯嗜睡量表（Epworth skepiness scale，ESS）量化患者在8种日常静坐情境下的日间过度嗜睡（excessive daytime sleepiness，EDS）程度。

三、专业仪器检测与综合诊断决策

当初步临床评估（病史、生活习惯、体格检查、问卷）高度怀疑存在特定复杂睡眠障碍［如中重度阻塞性睡眠呼吸暂停（obstructive sleep apnea，OSA）、周期性肢体运动障碍（periodic limb movement disorder，PLMD）、发作性睡病、异态睡眠或对常规治疗抵抗的顽固性失眠］时，

进行专业的客观仪器检测是确诊和深入评估的必经步骤。

1. 多导睡眠监测 被公认为睡眠障碍诊断的金标准。它要求患者在睡眠实验室过夜，同步、连续地记录脑电图（EEG）、眼电图（EOG）、下颌及下肢肌电图（EMG）、心电图（ECG/HR）、口鼻呼吸气流、胸腹呼吸努力度、血氧饱和度（SpO_2）、体位、鼾声、有时还包括视频监控等多项生理参数。PSG能精确分析睡眠分期（NREM-1、NREM-2、NREM-3、REM），识别呼吸暂停/低通气事件（区分中枢性、阻塞性、混合性），检测周期性肢体运动、捕捉异常脑电活动（如癫痫），记录异态睡眠行为（如快速眼动睡眠行为障碍）及评估总体睡眠结构，为精准诊断提供最全面的依据。

2. 家庭睡眠呼吸暂停监测（home sleep apnea testing，HSAT） 是一种简化版便携设备，通常记录气流、呼吸努力度、血氧饱和度、心率和鼾声等关键参数。其主要适用于在家庭环境中对有典型症状的中高危患者进行阻塞性睡眠呼吸暂停（OSA）的初步筛查和严重程度评估，其便利性更高但信息量远少于PSG，不能诊断非呼吸相关的睡眠障碍（如PLMD、快速眼动睡眠行为障碍、发作性睡病）。

最终诊断绝非依赖单一结果，而是需要医生整合所有来源的信息进行综合判断：包括患者详细的主诉与病史、生活习惯评估的发现、体格检查的阳性体征（如肥胖、颈围粗、扁桃体肥大）、标准化问卷（PSQI，ESS）的评分及必要的PSG或HSAT的客观数据报告。通过这种系统分析，医生方能明确睡眠障碍是否真实存在、具体属于哪种类型（可依据国际标准如ICSD-3或DSM-5中的核心特征进行判断）、评估其严重程度，并尽可能识别其潜在的病因或诱发/维持因素（如生理性、心理性、环境性、药物性等）。只有建立在如此全面、客观、准确的诊断基础上，才能为患者量身定制出最有效的个体化治疗方案（如认知行为疗法CBT-I、正压通气CPAP、药物、手术或联合治疗）。这一严谨、层级递进的整合诊断流程，是确保睡眠障碍得到正确识别和有效管理的根本保障。常见睡眠障碍的诊断可根据表2-1列举特点予以判断。

表2-1 常见睡眠障碍的特征

疾病	典型发病年龄	PSG特征	EEG特征
先天性失眠	先天性	睡眠纺锤波可能很难形成；PSG难以记录；长时间的无眼动的REM睡眠	常见多种小的非特异异常
嗜睡症	10 ～ 20岁，14岁发病率达高峰	睡眠潜伏期短；REM睡眠出现睡眠开始时，伴随催眠相幻觉	常表现为入睡时的EEG特征；睁眼可能会增加α波活动
反复发作性嗜睡	青春期	睡眠效率高；第三和第四期睡眠减少	低电压的慢活动或弥漫性α波活动
先天性嗜睡	青春期	正常	正常
阻塞性睡眠呼吸暂停	任何年龄，成人较为常见	复杂且多变；部分患者开始时有中枢性呼吸暂停，随后出现阻塞性呼吸暂停；睡眠潜伏期缩短；REM睡眠在睡眠开始时即出现	正常
中枢性换气不足	先天性；青春期获得性；任何年龄；成人常见	氧浓度下降在REM睡眠时加重；频繁的觉醒和躯体运动	正常
不安腿综合征	任何年龄	两腿交替出现持续性强直性EMG活动，屈曲或伸腿时发生于拮抗肌群	未见异常
睡眠调节障碍	任何年龄	非常多变	正常
设限性睡眠障碍	2～3岁	正常	正常
入睡相关障碍	6个月	正常	正常
食物过敏性失眠	2岁前	频繁地觉醒；无先期EEG改变	正常
夜食/饮综合征	6个月	除觉醒增加外正常	正常

续　表

疾病	典型发病年龄	PSG特征	EEG特征
刺激依赖型睡眠障碍	青春期	睡眠及REM睡眠潜伏期增加，总睡眠时间和REM睡眠时间缩短；刺激消除后恢复，（多次睡眠潜伏期试验）此时有可能与嗜睡相似	正常
昼夜节律性睡眠障碍；不规则睡眠觉醒模式	多变	相关信息不足	睡眠纺锤波下降，K综合波，其变化与脑部潜在疾病有关
睡眠时相延迟综合征	青春期	睡眠潜伏期增加；部分患者REM潜伏期下降	正常
非24小时睡眠觉醒周期综合征	多变，常见于婴儿/儿童	相关信息不足	睡眠纺锤波下降，其变化与脑部潜在疾病有关
错乱性唤醒	＜5岁	从慢波睡眠期觉醒，特别是在一夜的前1/3觉醒	发作时伴慢活动，其他正常
睡行症	4～8岁	发生于第三期和第四期睡眠	正常
节律性运动障碍	通常＜1岁	发作于入睡或发生于浅睡期	正常
梦魇	3～6岁儿童	从REM睡眠容易惊醒，REM睡眠时间及密度上升	正常
睡眠瘫痪	青春期	肌张力消失，肌电图活动下降，前角细胞兴奋性下降	慢活动和/或发作时眼球震颤
睡眠磨牙	10～20岁，成人	咀嚼肌和颈部活动上升；发生于第二期睡眠	正常
睡眠遗尿	原发性始于婴儿期，继发性始于任何年龄	发作于所有睡眠阶段，也可见于清醒期	偶尔伴有癫痫，可发现异常放电
夜间阵发性肌张力障碍	多变，成人	主要发作于第二期，也可见于第三期或第四期	正常
婴儿睡眠呼吸暂停	出生至数周	常无异常；不成熟睡眠模式，活动睡眠＞安静睡眠	少见，与局灶性放电有关
良性新生儿睡眠肌阵挛	出生后1周	常发生于安静睡眠期	正常
精神性睡眠障碍	青春期	非常多变	大都正常

续　表

疾病	典型发病年龄	PSG 特征	EEG 特征
心境障碍（抑郁障碍）	儿童或青春期	典型者δ波活动下降，REM睡眠上升；REM潜伏期下降；REM密度上升；儿童和青春期患者表现不明显，与成人相似	正常
焦虑障碍	任何年龄，成人多见	轻度改变；睡眠潜伏期上升，第一期和第二期	正常

然而，高原性失眠虽然兼具睡眠障碍的基本特点，但其也是急性高原病的一个表现。频发的睡眠觉醒和呼吸暂停导致低氧血症而引起头痛、无力等。这主要是由于旅行者急速进入高原，身体的内稳态失调，生理、生化指标出现大幅度的剧烈变化，身体采取的一种代偿反应，通常情况下会增大高原肺水肿为代表的一系列常见高原病的发病概率，患者病情也会加重。而此时如果患者确实出现了上述病情，习服一时间难以快速建立，进一步加重睡眠恶化，形成更为显著的低氧血症。如此就形成了恶性循环，严重者有生命危险。Penaloza曾报道了两例高原肺水肿病例。其中一人是印第安高原世居者，他在暑期内前往海平面度假，在短短数天后重返帕斯科发生了“再入性高原肺水肿”于夜间发病，该患者原本为高原肺水肿的易感者，认为是睡眠障碍继发低氧血症导致肺血管收缩和循环阻力增高所致。右心导管显示有显著的肺动脉高压，予以吸氧后很快恢复，经复查显示，其与健康人的生理生化指标高度一致。该例为“高原睡眠发生的周期性呼吸或睡眠障碍常是急性高原病发生或加重的因素”这一观点提出有力证明。红细胞增多症也是高原性失眠的一个标志。通过观察世居高原地区的夏尔巴人，对比平原地区的白人，发现低氧通气反应易感者在睡眠时发生呼吸暂停次数最多。相反，低氧通气反应钝

化者则较为少见。这与早就名声在外的“反馈环”学说的解释互相印证。一般认为，红细胞增多不是高原世居者通气驱动钝化的原因。当海平面世居者移居到高原发生红细胞增多时，有正常的低氧驱动。而年轻的高原世居者虽然也有红细胞增多，但并无通气钝化。但红细胞增多和通气钝化可能存在某种关系，某些居住在海平面的人在患有真性红细胞增多症时也可以发生睡眠呼吸暂停。安第斯高原世居者采用放血或血液稀释疗法后，可注意到其氧分压升高和二氧化碳分压下降，这提示可能低氧通气状况得到改善。

也有学者指出，不可忽视的是脑循环的作用。脑血流和睡眠通气间相关关系在慢性高山病中是重要的，其可以作为环链在红细胞增多和通气之间发挥效应。红细胞增多导致脑血流减少，使得脑部供氧降低，影响脑功能。海平面旅行者到高原睡眠时有明显的周期性呼吸，而高原世居者则并无提示有周期性呼吸。这种周期性呼吸的丧失是与低氧呼吸驱动钝化有关。因而睡眠血氧不饱和是在这种环境下身体被动的反应。聚焦到实际操作方面，有高原睡眠障碍的诊断也包括病史采集、临床评估、专业问卷调查、辅助检查、综合评估等。与海拔较低地区的睡眠障碍的诊断一致，医生均须对睡眠障碍患者的疾病史、生活习惯、作息规律、饮食习惯、睡眠环境、运动情况进行初步了解，而后进行体格检查和心理检查。对患者的基本信息有一个整体的描摹后，确定睡眠障碍与其他因素的关联均不明确后，询问患者的旅行史，了解患者在出现症状前后是否前往高海拔或特高海拔地区，记录停留时间、海拔变化及身体的适应情况。通过上文提到的睡眠状况监测方法记录患者在高原地区的睡眠状况，包括入睡时间、睡眠总时长、夜间觉醒次数、早醒现象及睡眠质量评分。如诊断为睡眠障碍的患者近期确实有前往高海拔或特高海拔地区的旅行史，医生需要了解患者在进入高原地区以后的其他相关症状，如头痛、乏力、恶心、食欲减退等。了解这些症状的出现时间、持续时间和严重程度。必要时可以采用问卷进行信息收集，以避免患者的回忆偏移和主观偏移。详细了解患者的这些症状和严重程度对医生判断是否存在高原反应至关重要。而高原性失眠诊断的临床评估与低海拔地区睡眠障碍的判定方法略有出入。除了需要对患者的身体基本指标收集以外，还需评估患者的肺活量和气体交换能力，排除潜在的呼吸系统功能障碍对睡眠的影响。值得一提的是，需要对患者的意识状态、反应能力及神经系统功能进行检测，排除神经系统疾病的干扰。但常常发生的情况可能是，由于患者身体不适应突然的海拔环境变化引起患者呼吸功能、心血管供血功能、神经功能不同程度出现损伤。问卷调查方式同低海拔常规睡眠障碍的诊断。如果常规检查仍旧无法确切判定患者睡眠障碍的严重程度，需要进行必要的辅助检查。包括被广泛认可的确诊高原睡眠障碍的金标准——多导睡眠监测，该项检查能对怀疑存在睡眠呼吸暂停患者的身体状况评估提供详细的数据。动脉血氧饱和度监测可以帮助判断高原反应的严重程度及对睡眠的影响。高原可适应性测试可以通过模拟高原缺氧环境，通过监测患者在低氧条件下的生理反应，评估患者的高原适应能力。经过上述已成体系的检测方法的判定，睡眠障碍变得“无所遁形”。

第五节　现代医学治疗高原性失眠

高原性失眠涉及诸多因素，包括环境因素、生理变化和心理应激，睡眠障碍还是急性高原病等许多高原病发病的关键机制之一。因此，可以通过机体的高原习服和预防高原病来改善高原睡眠，如控制登高的速度、阶梯习服、防止过劳、防止脱水、防止呼吸道感染等。尽力优化高原睡眠的条件，保持温暖、舒适的睡眠和周围环境的安静等。高原低氧本身会引起许多心理上的变化，而失眠又加重了焦虑、烦躁、心急、不安，睡前的放松是十分必要的。

探讨高原性失眠的有效防治十分重要，因高原病理性的睡眠和睡眠低氧血症不仅干预了正常的低氧习服过程，而且还导致各型急性高原病，如果持久发展也是导致慢性高山病的病理生理环节。高原性失眠目前的防治手段主要为药物及睡眠富氧。

一、乙酰唑胺

防治高原性失眠的首选药物是碳酸酐酶抑制剂，如乙酰唑胺。应用乙酰唑胺防治急性高原病取得较好效果已经有很长的历史。1960年被首先用于提高人体高原习服和减少急性高原病的发生率，随后被推荐广泛用于登山队员中。其后又发现它对高原过夜者有改善睡眠的作用。1979年首先用其治疗高原性失眠，观察到周期性呼吸及呼吸暂停减少，睡眠的氧分压有明显改善。在数年后进行了一项研究设计具有代表性，将从海平面攀登到洛根山的登山队员分为两组，其中一组给予乙酰唑胺，每8小时服用1次，共8次。另一组为对照组，服用安慰剂，严格执行双盲对照。结果服药组和对照组相比，在海拔5000米以上时的不规则呼吸减少，氧分压提高，包括平均值、平均高值和平均低值，还观察到在服药前，有的睡眠氧分压甚至会降至50%以下。服药组均感觉睡眠良好，只有极少数人在次日清醒时感到头痛。后又有研究证明，乙酰唑胺和阿米三嗪均可改善高原睡眠血氧饱和及减少周期性呼吸，其有效作用体现在抑制中枢性睡眠呼吸暂停上。

在高原或特高海拔应用乙酰唑胺后观察到睡眠血氧饱和明显增高，其机制是乙酰唑胺可以阻止二氧化碳的转运，造成脑脊液增加、脑二氧化碳压增高及氢离子含量增高，由此可维持肺泡高通气。此外，尚可能有改善氧分压的其他机制，乙酰唑胺可以减少周期性呼吸及睡眠呼吸暂停或可改变睡眠模式而改善血氧饱和。

一般认为，乙酰唑胺通常的作用是可以减少高原睡眠时频繁的周期性呼吸及反复的清醒期，在药理上：一方面，可以抑制肾脏对碳酸氢盐的再吸收；另一方面，可延缓血液将二氧化碳传输到肺组织中，提高脑组织血流量。上述作用都可以改善通气驱动。高原睡眠过度通气引起低氧性清醒，而乙酰唑胺延缓肺内二氧化碳的排出可以防止呼吸性碱中毒。

乙酰唑胺在改善高原睡眠的同时，起到了促进高原习服和防治急性高原病的作用。乙酰唑胺是碳酸酐酶抑制剂，碳酸酐酶广泛地分布于人体内，因此乙酰唑胺具有多种作用：可以减少脑脊液的产生从而可减少脑水肿的颅内循环效应。因为低氧血症本身并不等同于急性高原病，有些人即使在高原停留数周有着明显的睡眠低氧血症，然而并没有出现急性高原病的症状，所以对于初到高原者，应用乙酰唑胺以改善睡眠期的动脉血氧饱和为其主要药理效应。大部分研究者都是让进山人员提前服用乙酰唑胺以预防急性高原病。在紧急情况下，在登山人员到达高山后给予服用乙酰唑胺也有预防急性高原病的作用，并且对已发生急性高原病者具有治疗作用、可以改善动脉血氧饱和，特别在夜间睡眠时。

目前普遍认为，为了防治急性高原病和改善睡眠，一般情况下，每日服用乙酰唑胺125mg即可取得疗效，或在高原睡前1小时服用250mg，已足以改善睡眠质量和减少次日早晨头痛的发生率和严重度。对于一些易感人群或需急进高原而又未获习服者，以250mg每日1次为佳。

二、其他防治药物

地塞米松在治疗急性高原病和高原肺水肿上取得了肯定的效果。在对高原肺水肿易感者的预防作用上也获得了验证。在高原肺水肿易感人群中观察到受试者在24小时内从平原到达高原地区的过程中，如果旅行者提前服用地塞米松，可以提高夜间睡眠的血氧饱和及增加慢波睡眠。普遍认为该药物对预防和治疗急性高原病有明显的疗效，进而改善了睡眠，这一功效似乎已经超过了其可能存在的干扰睡眠的副作用。

氨茶碱在国内曾广泛应用于防治高原肺水肿，在国际上氨茶碱也派生出改善高原睡眠，减少陈-施周期性呼吸的作用，然而此剂可潜在增加肺在通气下的区域灌注，从而理论上在某些个体会加重低氧血症，尤其是亚临床型的肺水肿。有学者在海拔3500米以上对30名登山者的随机对照试验中观察到，氨茶碱和乙酰唑胺在纠正睡眠周期性呼吸上具有相同的疗效，而乙酰唑胺在提高睡眠氧分压上效果明显。

醋酸甲羟孕酮被北美科罗拉多大学心血管肺研究所应用于高原红细胞增多症治疗试验。采用双盲法对照，对健康对照组应用安慰剂，结果显示效果显著。睡眠监测观察到高原肺水肿组有明显的睡眠低氧血症，平均睡眠氧分压正好处于氧离曲线的陡峭部位。两组均有睡眠呼吸异常，尤其是REM睡眠，但高原肺水肿组周期性呼吸明显增多。在服用醋酸甲羟孕酮后，睡眠周期性呼吸减少而睡眠氧合作用提高，睡眠期氧分压最低值提高，通宵氧分压均值由79%提高至84%。因此认为该剂量可改善高原睡眠质量，可以减少周期性呼吸、提高通气反应而增加氧摄取。但是该剂可能会提高对呼吸的感知，因此不适宜于那些已经接近运动通气受限的登山者。加之长期应用会导致男性性功能障碍和男性乳房发育而不受欢迎。

镇静和安眠药也经常用于缓解失眠和睡眠障碍。在高原，医生们对应用安眠药普遍采用保守态度。安眠药类一般有抑制通气作用，可能会加重低氧血症而诱发睡眠呼吸暂停，或者抑制中枢而干预正常的生理习服。在我国高原医生常推荐应用中药中的五味子、酸枣仁等缓和类镇静药。

三、睡眠吸氧

引起高原性失眠和高原睡眠相关性疾病的根本原因是环境低氧，因此对缺氧机体供氧是改善睡眠和防治睡眠性疾病的有效办法。大气是物理的混合体，在任何高度氧气都占大气总成分的21%，随着海拔的增高，大气压下降，其中氧分压也按比例降低，为此在给定的某海拔，以该高度的大气压乘以21%，即等于该高度的大气氧分压。根据这一大气定律，吸入气每增加1%的氧分压，即可增加氧在大气中的分压，也相当于海拔降低了约300米。例如，在海拔3000米的室内睡眠时，将吸入氧增加3%的浓度来提高氧分压时，即相当于海拔降低了900米，显著降低了低氧的程度，观察到睡眠时周期性呼吸减少、氧分压提高、睡眠质量得到改善。

在一项模拟海拔3500米睡眠试验中观察到，通宵睡眠的吸氧可使周期性呼吸减少，由此减轻了因过度通气造成的酸碱失衡等连锁反应。在高海拔或特高海拔的极度低氧环境下，睡眠期给予氧气后观察到周期性呼吸减少、周期性呼吸变浅和氧分压增高。

参考文献

[1] NUSSBAUMER-OCHSNER Y, SCHUEPFER N, SIEBENMANN C, et al. High altitude disturbances monitored by actigraphy and polysomnography [J]. High Alt Med Biol, 2011, 12 (3): 2290-2236.

[2] INSALACO G, ROMANO S, SALVAGGIO A, et al. Blood pressure and heart rate during periodic breathing while asleep at high altitude [J]. JAppl Physiol, 2000, 89: 947-955.

[3] 顾玉海，张海明，杨晓梅，等. 高原地区阻塞性睡眠呼吸暂停综合征与高血压关系的初探 [J]. 高原医学杂志，2001，11（1）：16-18.

[4] MILLEDGE J S, TSIANOS G, RICHARDS P, et al. Are periodic breathing and acute mountain sickness dependent upon the hypoxic ventilatory response [J]. High Alt Med Biol, 2004, 5 (2): 245.

[5] SEVERINGHAUS J W. Acetazolamide reduces sleep hypoxemia at altitude [J]. High Alt Med Biol, 2005, 6 (2): 89.

[6] SEVERINGHAUS J W. How carbonic anhydrase inhibitors help sleep at high altitude [J]. High Alt Med Biol, 2002, 3 (3): 152.

[7] SWENSON E R, TEPPEMA L J. Prevention of acute mountain sickness by acetazolamide: as yet an unfinished story [J]. J Appl Physiol, 2007, 102 (4): 1305-1307.

[8] TEPPEMA L J, VAN DORP E L, DAHAN A. Arterial [H^+] and the ventilatory response to hypoxia in humans: influence of acetazolamide induced metabolic acidosis [J]. Am J Physiol Lung Cell Mol Physiol, 2010, 298 (1): 89-95.

[9] WELLMAN A, MALHOTRA A, JORDAN A S. Effect of oxygen in obstructive sleep apnea: role of loop gain [J]. Respir Physiol Neurobiol, 2008, 162 (2): 144-151.

[10] NUSSBAUMER-OCHSNER Y, LATSHANG T D, ULICH S. Patients with obstructive sleep apnea syndrome benefit from acetazolamide during an altitude

sojourn: a randomized, placebo-controlled, double-blind trial [J]. Chest, 2012, 141 (1): 131-138.

[11] LATSHANG T D, NUSSBAUMER Y, ULRICHSOMAINI S. Effect of acetazolamide and auto CPAP therapy on breathing disturbances among patients with obstructive sleep apnea syndrome who travel to altitude: randomized controlled trial [J]. JAMA, 2012, 308: 2390-2398.

[12] LATSHANG T D, BLOCH K E. How to treat patients with obstructive sleep apnea syndrome during an altitude sojourn [J]. High Alt Med Biol, 2011, 12 (4): 303-308.

[13] CARLSTEN C, SWENSON E R, RUOSS S. A dose-response study of acetazolamide for acute mountain sickness prophylaxis in vacationing tourists at 12000 feet (3630 m) [J]. High Alt Med Biol, 2005, 5 (1): 33-39.

[14] BASNYAT B, GERTSCH J H, JOHNSON E W, et al. Efficacy of low-dose acedazolamide (125 mg BID) for the prophylaxis of acute mountain sickness: a prospective, double-blind, randomized, placebo-controlled trail [J]. High Alt Med Biol, 2003, 4 (1): 45-52.

[15] VAN PALOT M C, LEADBETTER G, KEYES L E, et al. Prophylactic low-does acetazolamide reduced the incidence and severity of acute mountain sickness [J]. High Alt Med Biol, 2008, 9 (2): 289-293.

[16] BASNYAT B, GERTSH J H, HOLCK P S, et al. Acetazolamide 125 mg BD is not significantly different from 375 mg BD in the prevention of acute mountain sickness: the prophylactic acetazolamide dosage comparison for efficacy (PACE) trail [J]. High Alt Med Biol, 2006, 7 (1): 17-27.

[17] MAGGIORINI M, BRUNNER-LA ROCCA H P, PETH S. Both tadalafil and dexamethasone may reduce the incidence of high-altitude pulmonary edema: a randomized trail [J]. Ann Intern Med, 2006, 145 (7): 497-506.

[18] NUSSBAUMER-OCHSNER Y, URSPRUNG J, SIEBENANNC. Sleep and breathing in high altitude pulmonary edema susceptible subjects at 4 559 m [J]. Sleep, 2012, 35: 1413-1421.

第三章

中医学防治高原性失眠

第一节　中医学对高原性失眠的认识

一、中医关于高原环境对人体影响的认识

高原的自然气候特点是低氧、低压、高寒、干燥、风冽和强紫外线辐射。高原特有的地理环境和自然气候特点，必然产生特有的生理病理现象，出现不同于内地的高原性疾病，需要特有的、不同于平原病的治疗方法。如《素问·六元正纪大论》记载:“春气西行，夏气北行，秋气东行，冬气南行。故春气始于下，秋气始于上，夏气始于中，冬气始于标；春气始于左，秋气始于右，冬气始于后，夏气始于前，此四时正化之常。故至高之地，冬气常在，至下之地，春气常在，必谨察之。”《素问·五常政大论》曰:“阴阳之气，高下之理，太少之异也。东南方，阳也，阳者其精降于下，故右热而左温。西北方，阴也，阴者其精奉于上，故左寒而右凉。是以地有高下，气有温凉，高者气寒，下者气热。故适寒凉者胀，之温热者疮，下之则胀已，汗之则疮已，此腠理开闭之常，太少之异耳。”

高原低氧与中医的气虚有相通之处，气虚是高原性疾病的重要病因，补气也是临床上常用的方法，在对急、慢性高原反应等的治疗中，取得了良好的疗效。但气虚不能概括全部的病理变化，气虚在人体可进一步引起血虚、血瘀、痰饮等，需遵循中医辨证施治的原则，做到“观其脉证，随证治之”，灵活变通，不拘泥于某一证候。如西藏自治区人民医院在治疗红细胞增多症时，立足于辨证施治，注意到该病发生发展过程中的发热、头痛、烦躁、衄血、舌强、口苦、溺黄等类似于温病的表现，

提出了以温病阶段论及血热、血瘀等病因和病机，疗效比较满意。气虚作为一种病因或体质，又可合病他病，表现出异于常识的症状。如久居高原的人患表证脉不浮，患热证脉不数；初涉高原的人其脉总是洪数；高原湿证舌苔不一定厚腻，高原绛舌不一定热入营血，高原舌干裂不一定是燥证；高原两颧赤和阴虚火旺毫无关系等。

基于高原明显的低氧、寒冷等气候特点，不同的人有不同的应激状态，或阴阳调和，或阴阳失衡，对外界的刺激反应不同。加之不同海拔、不同植被特征等，导致高原氧气浓度、温度、湿度、风力等也有差别，以及在高原停留的时间长短，饮食、情绪等影响，综合起来，高原低氧、低压对人机体的影响不是机械的、单一的、呆板的，而是运动的、变化的、复杂的。这种影响发生在人体上，必然通过一定的征象显现于外，要了解它的病因和病性，只有通过观察疾病的征象加以认识，这种认识必须是阶段化、类别化和个体化的。

另一种分析基于方位，探讨了高原对人体气机的影响，从而进一步揭开了高原的神秘面纱。施荣通过对《易经》方位的记载，认为以河南洛阳为中心，青藏高原属于西方，西方属金，气机以敛降为顺。当人体进入高原时，人体气机受自然影响，也表现出以敛降为主要特征的气机变化。肺属金，高原环境里肺又是最直接与外界气机相连通的脏器，肺金通过“自生”作用而引起肃降之气偏盛，而宣发之力不足为主要病机特点。肺主气，为气之本，为水之上源、肺合皮毛，当宣发之力不足时，可见恶寒、汗出少，甚至无汗，身体呈现紧束感；加之天之清气乏源，宗气不足则更显短气；肃降之力过盛，抑制升发之力时，水谷精微及津液不得升发而出现腹泻、排尿增加等。金克木，木居左，主升发，金旺则伐木，人体气机升发不足，精气不能上养头目则头痛、气短、头晕；

气水互化，升发之力不足，气不化水则口唇干燥、口渴，虽饮水多然不能化气，卫气不足则恶寒，营气不足不养心神则心悸，营卫失和见汗出异常。素体脾胃虚弱者，因受肃降之力影响，表现为食欲不振；脾主升清不力，加之肺与大肠相表里而出现腹泻。若气机紊乱进一步加重，气机壅滞则咳嗽，肺为水之上源，升降失司则水道不通，津液不布而聚集于肺，凝聚为痰；甚则水邪上逆，上犯清窍而出现神志异常。影像学检查提示肺水肿、脑水肿即为明证。

中医中药在中国古老的大地上已经运用了几千年的历史，经过几千年的临床实践，证实了中国的中医中药无论是在治病、防病，还是在养生上，都是确凿有效可行的。运用中医的经典理论来认识高原环境，认识生活在高原环境的人体，认识疾病，对高原人群的健康具有重要意义。

综上，在高原认识疾病的关键是整体观和辨证论治。中医学强调“天人合一”的观点，强调人与高原环境的密切联系，注重高原环境对人体的特殊作用，从人体是对立统一的观点出发，观察人体对高原环境的反应状态，透过临床表现的症状体征，认识高原病的本质，抓住人体反应状态中的主要矛盾，运用动态平衡的理论，通过各种治疗手段，使患者重新建立新的相对平衡，使人体主动地适应于高原环境。

二、中医对高原人群体质的认识

体质是个体生命过程中，在先天遗传和后天获得的基础上表现出的形态结构、生理功能和心理状态方面综合的、相对稳定的特质。中医体质学说由来已久，早在《黄帝内经》中就记载二十五类气质特征，归纳了这二十五类人的五行特质和阴阳特性，以此来判断人体气血阴阳盛衰，并指出体质与病邪易感性、病证倾向性、疾病发生、疾病证型及转归、预后关系密切。体质是决定疾病的发生、发展及预后的因素之一。在未病情况下，改善体质偏颇，减少致病因素对机体的伤害，降低疾病发生率或延缓疾病的发生。在已病情况下，在对症治疗疾病的同时，辅佐改善偏颇体质的治疗手段，防止疾病进一步转变，促进机体正气回复，使人体尽快恢复到气血阴阳平衡的状态。现代体质学说以中医理论为基础，结合现代疾病发生特点，对体质进行分类，以王琦教授的“九分法”最具代表性，总结人类的形体、生理、心理特征、发病倾向、对外界环境适应能力，将体质分为：平和质、气虚质、阳虚质、阴虚质、痰湿质、湿热质、血瘀质、气郁质和特禀质，指出体质可调，机体平衡可恢复。

失眠的病机是气血阴阳失调，脏腑功能失调，阳不入阴。不同偏颇体质的人存在着气血阴阳的失调，机体处在一个非“阴平阳秘”的状态，在易感因素的刺激下，失眠就容易发生。药物、饮食、情志等因素均可引起失眠，不同因素所致失眠的表现有异同，但追其根本，均与失眠患者内在体质特征有关。此外，研究证实体质不仅决定了失眠的发病与表现，还影响了睡眠的质量。现代研究认为失眠的发生与神经-内分泌-免疫（NEI）网络有关。这条网络中神经递质、免疫细胞因子、内分泌激素等多种物质之间相互影响，参与睡眠的调节。研究表明有些偏颇体质会导致下丘脑-垂体-肾上腺轴的功能减退，引起NEI网络功能紊乱。综上所述，失眠的发生与体质密切相关，并且失眠的发生大多与特定的体质有关联，研究表明，失眠体质以气郁质、阳虚质、阴虚质、气虚质、痰湿质、血瘀质为主。

禀赋遗传论、生命过程论、环境制约论及形神构成论4个基本原理是研究中医体质的出发点和理论基础。其中“环境制约论”认为环境包括自然环境和社会环境，对体质的形成和发展起着重要的制约作用，不同社会背景或不同地方区域或饮食起居的差异，均会形成人群不同的体质类型。自然环境如气候、地理环境等因素对体质有一定影响，故体质分布有明显的地域差异，如东部和北部气虚质、阳虚质较多，西部气虚质、阴虚质和痰湿质较多，南部湿热质较多。社会环境因素如饮食起居、生活习惯等也会影响体质的形成，人们长期的饮食习惯和相对固定的膳食结构可以通过脾胃运化影响脏腑气血阴阳的盛衰偏颇，从而形成稳定的功能趋向和体质特征。长期不健康的生活方式，如晚睡晚起、睡眠不规律、吸烟、饮酒、喜甜食、缺乏运动等，会促进偏颇体质的形成。人禀天地之气所生，不同地域环境易于形成不同的体质类型，《医学源流论·五方异治论》曰：“人禀天地之气以生，故其气体随地不同。西北之人，气深而浓，凡受风寒，难于透出，宜用疏通重剂；东南之人，气浮而薄，凡遇风寒，易于疏泄，宜用疏通轻剂。又西北地寒，当用温热之药，然或有邪蕴于中，而内反热，则用辛寒为宜；东南地温，当用清凉之品，然或有气邪随散，则易于亡阳，又当用辛温为宜。至交广之地，则汗出无度，亡阳尤易，附桂为常用之品。若中州之卑湿，山陕之高燥，皆当随地制宜。故入其境，必问水土风俗而细调之，不但各府各别，即一县之中风气亦有迥殊者。并有所产之物，所出之泉，皆能致病，土人皆有极效之方，皆宜详审访察。若恃己之能，执己之见，治竟无功，反为土人所笑矣！”此外，体质是人类在先天遗传与后天塑造基础上形成的一种固有特质，具有稳定性、动态平衡性及可调性。

谢美玲等收集并分析在1500～5500米，即国际通行标准的高海拔

（1500 ～ 3500米）及超高海拔（3500 ～ 5500米）地区，由平原移居到高原工作的电网员工的中医体质相关数据，结果得出如下。

1. 本研究与我国一般人群体质分布情况比较，气虚质、阳虚质、阴虚质、痰湿质、湿热质、特禀质差异有统计学意义（$P<0.05$），平和质、血瘀质、气郁质差异没有统计学意义（$P>0.05$）。高海拔、超高海拔比较：平和质比例均少于偏颇体质，男性平和质的比例总体高于女性，且从高海拔到超高海拔，平和质比例逐渐减少，偏颇体质比例逐渐增多，但总体及男性、18 ～ 42岁年龄层群体平和质与偏颇体质比较均无统计学差异（$P>0.05$），而女性、43 ～ 55岁年龄层群体有统计学差异（$P<0.05$）。

2. 高原地区以兼夹体质为主，高海拔地区气虚质与阳虚质、血瘀质、气郁质，阴虚质与痰湿质、湿热质易形成兼夹体质，超高海拔地区阴虚质与痰湿质、湿热质，湿热质与血瘀质、特禀质，气虚质与阳虚质易形成兼夹体质。

温若卿等对驻训高原1年以上的89名武警官兵进行调查，结果显示混合型体质占比55.06%，单纯偏颇体质占比20.22%，而平和质仅占比23.60%；其中单纯偏颇体质以气虚质为主，混合型体质以阴虚质及气虚质为主。

戚秀中和闫明启对271名高原官兵常见疾病与中医体质的调查分析，结果显示偏颇体质（223名，82.3%）比平和质（48名，17.7%）多，患1种及以上疾病者有198名（73.1%），其中平和质18名（9.1%）、偏颇体质180名（90.9%）。常见疾病中消化系统疾病患者偏颇体质比例最高，进行中医体质相关性分析后，提示消化系统疾病与中医体质存在相关性，其中消化系统疾病与平和质呈负相关，与气虚质、痰湿质呈正相关。

针对平原中的一些研究发现，平和质是最理想的体质类型，是良好睡眠的保护体质，偏颇体质是睡眠质量差的危险体质，所以积极改善偏颇体质，可以为预防睡眠障碍、阻止睡眠障碍进展和后期调养提供新的指导方向。韩晓霞等研究发现高原部队官兵中，失眠和阻塞性睡眠呼吸暂停（obstructive sleep apnea，OSA）官兵中体质出现频率位居前三的均是兼夹体质、气虚质和阴虚质；各体质与是否患失眠均有关；阴虚质、湿热质、气郁质、特禀质、兼夹体质与是否患OSA有关。

气虚质是以疲乏、气短等气虚为主要表现的一种体质状态，气虚日久，神不内守则不寐。阴虚质是先天或后天失养，积劳阴亏，以烦热和干燥等表现为主的一种体质状态，若不加以调护，久则虚火内生，扰动心神，发为不寐。阳虚质的发生多由于先天禀赋不足、寒湿之邪外侵、过食寒凉之品、忧思过极、久病不愈等引起脏腑功能损伤，以畏寒肢冷、体倦嗜卧等表现为主的一种体质状态。睡眠与阳气关系密切，阳虚体质平素阳气虚弱，虚阳外浮，阳不入阴则发为失眠。痰湿质是先天遗传或后天过食肥甘形成的以体形肥胖、腹部肥满而松软、汗出黏腻等表现为主的体质状态，痰湿阻滞日久，阻碍营卫之气运行，营卫不调则失眠。瘀血质是肤色暗沉、唇色暗紫等表现为主的体质状态，瘀血久而不化，血液运行不畅，心神失养导致失眠。气郁质的形成多是由于长期内部或外界情志刺激，肝气不舒，气机郁滞而形成的以性格内向、敏感多疑、忧郁悲观等表现为主的一种体质状态。失眠的发生与情志失常关系密切，人们在社会中活动，难免会有冲突、挫折和多方面的压力，若疏泄不及则会导致失眠。

三、中医对高原人群精神情志的认识

精神情志是睡眠的重要影响因素。广泛的实证研究和临床观察表明，睡眠与焦虑、抑郁等心理症状密切相关，睡眠问题可能加剧以上问题，反之亦然。拉巴桑珠等对久居3600米海拔的居民到海拔5000米地区作业6个月后的精神状况进行了调查，分别有39.4%和48.5%发生夜间多梦现象和平时担惊受怕的情况；而半夜惊醒和失眠报道率分别高达87.9%和93.9%；有16.7%的调查对象分别报告在高原期间曾有过情绪失控，并有10.6%的自感患有精神疾病。

高原失眠与焦虑、抑郁等精神情绪障碍相互作用，彼此加剧，形成恶性循环，导致症状的持续和加重。一方面，焦虑、抑郁等精神情志障碍导致人体白天状态不佳，或惊悸不安，或郁闷不舒，或烦躁焦虑，或思虑过度，或精神萎靡。中医讲昼不精则夜不瞑，患者白天的精神、情绪、思维等的改变与失眠是并列关系，失眠是紊乱状态的组成部分，如《中藏经》将恐惧、眩晕、不寐者称为“胆寒”；惊悸、烦躁、坐卧不宁称为“胆热”。《张氏医通》云：“平人不得卧，多起于劳心思虑，喜怒惊恐。”白天精神状态的不佳自然导致夜晚睡眠质量的下降。齐向华教授认为导致失眠的因素可概括为：特定的易感因素、促成因素、维持因素。其中，特定的易感因素与人格特征有关；促成因素、维持因素与患者白天的心理状态和睡眠前认知有关。因此，单纯依靠改善夜间睡眠的药物治疗失眠，效果往往不够理想，白天心理状态的调整也非常重要。白天异常的心理状态被齐向华教授称为“心理紊乱状态”。“心理”是指人的头脑反映客观现实过程，如感觉、直觉、思维、情绪等，或泛指人的思想、情感等内心活动；“状态”是人或事物表现出的形态。与正常的心理紊乱状态相反，中医心理紊乱状态就是在特定的时刻和时间区间内，保持着异于正常的心理、情绪、认知等的心理信息内容。故高原环境导致的焦虑、抑郁等心理紊乱状态，亦是失眠的病因所在。

另一方面，高原环境可通过影响人体气血、精神间接影响睡眠。神主睡眠，张景岳言："盖寐本乎阴，神其主也，神安则寐，神不安则不寐。"指出人体一身之气由先天之元气与后天之宗气相结合而成，肺从自然界中吸入的清气与脾胃运化的水谷之精所化生的水谷精气结合聚于胸中则生成"宗气"。《灵枢·邪客》记载："宗气积于胸中，出于喉咙，以贯心脉，而行呼吸焉。"指出宗气上出于肺，循喉咙而走息道，推动呼吸；宗气贯注于心脉，促进心脏推动血液运行；宗气作为后天之气，自上而下分布，蓄积于脐下丹田，以资先天之气。宗气中的清气相当于现代医学所指的氧气，高原氧气稀薄，清气不足，宗气虚弱，致使一身之气不足，《续名医类案》曰："气不足也，少神。"指出气是神的载体，气少则神化生不足，出现精神不振、倦怠乏力、健忘、气短懒言等表现。气为血之帅，血为气之母，气血虚弱，心神、脑窍失养，进一步出现头痛、不寐、眩晕等症。

1. 情志不遂，气郁为先　高原气机以敛降为主，气易郁滞，气郁为失眠之肇端，情志不遂以致气机郁结是发病核心。情志久郁，肝失疏泄，气机壅滞，进而气血失和、心神失养，故失眠之证多发。临床所见此类患者多伴精神抑郁、焦虑易怒等情志症状。情志活动与脏腑气机关系密切。《素问·阴阳应象大论篇》云："人有五脏化五气，以生喜怒悲忧恐"，提示情志活动是五脏气化功能的体现，情志内伤是五脏气机失常的重要因素，可见情志失调则气郁，气郁则阴阳失交，寤寐失常，故失眠之证由是而生。《丹溪心法》言："气血冲合，万病不生，一有怫郁，诸病生焉。”人体生理活动皆以气为用，气可推动脏腑输津布液，畅达血脉。若气机失调，诸病由是而作。失眠究其病机，不外虚实两端，不离“气”“郁”二字。诸气之郁，先责之肝。实之为郁，以气机壅塞为要，肝失疏泄，木郁土壅，乃失眠实证之始。若情志内伤，恼怒抑郁，致使肝气不疏，郁遏中土，脾胃气机升降失常，水谷精微运化失司，气血生化乏源，心失所养，故而失眠；或肝郁克脾，脾失健运，水谷不化精微反生痰湿，痰郁互结，上蒙清窍，则出现眠浅易醒、头重痰多、苔腻脉滑之象，久则郁而化热，痰火相煽，扰乱心神，夜不能寐；或情志不遂，肝郁久而化火，火性上炎，扰动心神。肝火亢盛则魂不归舍，神不内守而失眠；而虚者则因郁致损，虚实相兼。气郁日久化火，暗耗精血，由实转虚，郁火灼伤肝肾之阴，肾水不济心火，虚阳浮越于上，引动虚火扰心，终致不寐。

2. 气血津液壅滞，失眠难解　气血津液壅滞主要从三个方面影响失眠的发生发展：一者气滞日久，津液凝滞，聚而成痰，痰阻气滞，气血运行失司，气机更被郁遏，而致失眠加重；二者痰气交阻，久郁化火则耗气伤阴，导致气阴亏虚，而痰浊湿邪又易伤阳气，气阴两虚与阳气不足并存，形成虚实夹杂之证；三者痰阻气滞，久延血分，血脉瘀阻，气滞血凝，则夜寐难安。总而言之，气机怫郁，中焦失和则阴阳失交，寤寐失常。有别于一般中焦为脾胃的概念，肝胆亦属于中焦。中焦是人体气机升降之枢纽，脾升胃降，皆赖肝胆之枢转，同时足厥阴肝经与足少阳胆经互为表里，共为阴阳转换之枢，是阴阳出入必经之路，厥阴、少阳不和常可引起失眠。故高原环境作用于人体气血所致的失眠，一责之虚，一责之郁。

四、中医对高原人群饮食的认识

1. 饮食习惯　青藏高原上的居民以藏族为主，形成了以藏族文化为主的高原文化体系。藏族传统食物大多属于高脂肪、高热量食物，如牦牛肉、牦牛奶、糌粑、酥油茶和甜茶等。在高海拔地区，高脂肪、高热量食物的摄入可以避免脂肪和肌肉的损失，对缺氧损伤起到一定的改善作用。大部分高海拔地区不适合生产粮食，居民主要种植青稞，较少种植蔬菜、水果，形成了独特的高原饮食结构。藏族居民饮食结构单一，粮食消费主要依赖本地生产供应，蔬菜、水果等消费较少。高利伟等调查发现农户糌粑、酥油、牦牛肉、奶类制品、大米和面粉的消费较多；蛋类、猪肉、禽肉、豆制品、水果和蔬菜等食物的消费较少，这导致当地居民膳食结构不合理，营养不均衡。通过血液脂肪酸分析发现藏族居民血液中有较多的单不饱和脂肪酸和较少的多不饱和脂肪酸。孙辉等调查发现当地居民基本上每天饮酒，青稞酒是饮用最多的一种酒；基本不食用鱼肉与动物内脏；糖类摄入量较高，主要来自糖类饮料，其中可乐摄入最多。ZHOU 等对雅鲁藏布江流域居民的饮食结构调查发现，乡村老年女性坚持传统饮食模式，主要吃糌粑、酥油茶、甜茶、土豆和牦牛肉；城镇青年男性以汉族饮食为主，主要吃米饭、猪肉、饺子、鸡蛋、包子、加工肉、牛奶和卷心菜；城镇青年女性主要吃糌粑、青稞酒、甜茶。

综上所述，高原世居者饮食结构单一，食物摄入以高原特色食物为主，如青稞、糌粑、酥油茶和牦牛肉等。虽然居民逐渐受汉族饮食的影响，但食用传统食物的频率更高，城乡之间存在一定的差异。城市蔬菜水果供应便捷，藏族居民饮食逐渐汉化，外来食物食用量逐渐增加，但是偏远的乡镇和农牧区仍坚持传统的饮食模式。

2. 高原饮食对睡眠的影响　胃不和则卧不安，过食高脂肪、高热量的食物，可导致食热内郁，胃肠积热，使肠胃气壅腑实，胃膈热甚，化生火热，火热上炎，热气熏胸中，躁扰心神而致失眠；若食热积滞，肠胃受损，运化无力，继而酿生湿热，壅遏于中，胃主纳化，其气宣降，胃气不和，气机升降反作，浊气上犯，而热邪上冲，心神受扰则卧不安寐；长期饮食过量，伤及脾胃，脾失运化，气血亏乏，可致心失所养，肝无所藏，神无所依，而不寐。另外，火热灼阴，胃之气阴亏虚，虚火上灼神明，则失眠。胃阴受损，下克少阴癸水，水亏不能上济心火，阴不制阳，升降失和，阳不入阴，亦可致心中烦而不得卧。

睡前饮酒虽然可以让人很快入睡，但睡眠结构出现浅睡期长，很难进入深睡期，而且会很快出现醒酒之后的兴奋，使人难以入睡。

五、中医对高原性失眠的认识

中医认为失眠是由于外感、情志、饮食内伤，病后及年迈，禀赋不足等病因，引起心神失养或心神不安，从而导致经常不能获得正常睡眠为特征的一类病证。主要表现为睡眠时间、深度的不足及不能消除疲劳、恢复体力与精力，轻者入睡困难，或寐而不酣，时寐时醒，或醒后不能再寐，重则彻夜不寐。

失眠在《黄帝内经》中称为“目不瞑”“不得眠”“不得卧”，并认为失眠原因主要有两种，一是其他病证影响，如咳嗽、呕吐、腹满等，使人不得安卧；二是气血阴阳失和，使人不能入寐。张景岳《景岳全书·不寐》较全面地归纳和总结了不寐的病因病机及其辨证施治方法，“寐本乎阴，神其主也，神安则寐，神不安则不寐。其所以不安者，一由邪气之扰，广由营气之不足耳”“无邪而不寐者，……宜以养营气为主治……即有微痰微火皆不必顾，只宜培养气血，血气复则诸症自退，若兼顾而杂治之，则十曝一寒，病必难愈，渐至元神俱竭而不可救者有矣”“有邪而不寐者，去其邪而神自安也”。《医宗必读，不得卧》将失眠原因概括为“一曰气盛，一曰阴虚，一曰痰滞，一曰水停，一曰胃不和”五个方面，将病后失眠病机分析为“夜以阴为主，阴气盛则目闭而安卧，若阴虚为阳所胜，则终夜烦扰而不眠也。心藏神，大汗后则阳气虚，故不眠。心主血，大下后则阴气弱，故不眠，热病邪热盛，神不精，故不眠。新瘥后，阴气未复，故不眠。若汗出鼻干而不得眠者，又为邪入表也”。

中医理论认为，阳盛阴衰，阴阳失调是不寐的总病机，病因与饮食、情志、劳逸失常、体虚有关。但高原性失眠的病因病机与其特殊的地理因素密切相关，更为复杂，应从不同角度审视。

《素问·举痛论》言：“百病皆生于气”，气病往往是诸多疾病的初始阶段。肺主气司呼吸，通过宣发肃降运动调节全身气机，呼吸调匀是气生成和气机调畅的根本条件，是维持机体正常生命活动的基础。心主血，主藏神，与人的精神活动关系最为密切，人之寐寤也由心神掌控，一旦心神被扰，则会发生不寐。高原环境低压、低氧，常住居民由于不能吸纳足够的清气，易导致肺气损伤。肺主气功能失司，气虚不能运行一身之气，易致血瘀，上扰心神而致不寐。清气匮乏日久，易致人体宗气不足，脏腑受损，则人体精气涣散无所依附，人易不得寐，正如《素问·病能论》所说：“脏有所伤，及精有所之寄则安。”所以清气不足是高原性失眠的重要病因之一，气虚血瘀是重要病机之一。

高原气机以敛降为主，气易郁滞。肝气郁结，日久化火，上扰心神，发为不寐。肝郁克脾，脾失健运，气血亏虚，心神失养，亦可发为不寐。若兼饮食不节，脾胃失和，胃气上干，心神不安，亦可发为不寐。

高原气候干燥，燥为阳邪，易劫阴液，《素问·阴阳应象大论》曰："燥胜则干"。短期高原暴露状态，出现口鼻咽干燥、皮肤干痒脱屑、毛发干枯脱落等。长期居住于高原地区，燥邪耗伤人体津液，机体津液不足，脏腑、孔窍失于濡润，出现以干燥、枯涩、失润为特征的病理变化。久则耗伤真阴精血，《景岳全书·杂症谟》曰："真阴精血之不足，阴阳不交而神有不安其室耳"，阴虚不能纳阳，进而发生以阴血亏虚为主要证候的失眠病证。故感受燥邪也是造成高原性失眠的重要病因之一，阴血亏虚是重要病机。

高原环境风力大，风为外感六淫之首，《素问·生气通天论》说："凡邪气伤卫气，如上文寒暑湿气风者，莫不缘风气以入，故风为百病之始也。"引得寒邪及燥邪乘虚而入，致使营卫不和。风邪夹寒，阻滞气血运行，经络不通，神机不运，久则郁而化热，出现烦躁、疼痛、抑郁、焦虑等症状；风邪夹燥，燥邪伤津，阴津不足，阳气上扰，出现五心烦热、头痛、眩晕、不寐等症。

高原气候寒冷，昼夜温差大，致使寒邪侵袭人体致病。《注解伤寒论·伤寒例》中指出："其伤于四时之气，皆能为病。""以伤寒为病者，以其最盛杀厉之气，中而即病者，名曰伤寒。"寒冷太过，伤人致病则为寒邪，寒邪伤人后，机体的阳气奋起抵抗，《素问·阴阳应象大论》说："阴胜则阳病"，阳气受损，《素问·生气通天论》曰："阳气者，精则养神，柔则养筋"，神失所养，则可见手足厥冷，精神萎靡等症。寒邪既可伤肌表，直接损伤形体，导致肢体麻痹、冻疮等；又可客居脏腑经络，损伤脏腑阳气，日久易造成脏腑的虚衰，从而产生痰饮、水湿、瘀血等病理产物，内停于体内，阻滞脏腑气机，影响气血生化，进而导致气血亏少，致神明失养，心神难安，发为失眠。

高原居民多嗜饮烈酒、嗜食辛辣及肥甘厚腻食物以抵御严寒，日久脾胃运化失司，易酿生痰热湿浊，加之气血瘀阻中焦，脾气受困不能升清，浊气上扰，心神被扰而不安。

第二节　高原性失眠的临床特征

高原性失眠是指因海拔升高至某种高度时，人类暴露在低压、低氧、高寒的环境中导致的睡眠质量下降，中医将高原性失眠归于“不寐”的范畴。

高原性失眠的核心病机在于清气不足与外邪扰动双重作用。低压缺氧环境导致肺气宣降失常、宗气乏源，引发全身气机失调，表现为魄不归藏、阴阳失交而彻夜难寐；同时寒伤心肺阳气致气血瘀滞，燥耗真阴致心火独亢，进一步破坏寤寐平衡。病位以心为主导，与肺、脾、肝、肾密切联动：肺失治节则魄无所归，脾失运化则气血化生不足而营卫浮越，肝郁化火则邪扰心神，肾精亏虚则髓海失养。此过程伴随肥甘厚味损伤脾胃，痰热壅遏中焦及情志失调，共同构成“阳盛阴衰，阴阳失交”的病理基础——或阴虚不能纳阳，或阳盛不得入阴。

高原失眠呈现虚实夹杂、动态演变的临床特征。实证以郁火扰心、痰热内扰、食滞胃脘、瘀血阻滞为主，虚证则见于心肺气虚、心脾两虚、心肾不交等证。其病理转化具有多向性，心肺气虚者久病生痰瘀，病机由虚转实；肝郁化火或痰热扰心者耗气伤阴，由实转虚；心脾两虚者复因饮食失宜致虚实夹杂。五脏协同调节神志的功能贯穿全程，任何脏虚邪居皆可致魂魄不安，最终演变为以入睡困难、睡眠碎片化、早醒为核心的高原失眠，且伴随认知功能障碍（髓海空虚）、自主神经紊乱（心悸盗汗）、代谢失调（痰热中阻）的临床综合征。

第三节　高原性失眠的辨证论治

一、高原性失眠分期辨证论治

高原性失眠是临床常见病症之一，虽不属于危重疾病，但常妨碍人们的正常生活、工作、学习和健康，并能加重或诱发心悸、胸痹、眩晕、头痛、中风等病症。顽固性的失眠，给患者带来长期的痛苦，甚至形成对安眠药物的依赖，而长期服用安眠药物又可引起医源性疾病。中医药通过调整人体脏腑气血阴阳的功能，常能明显改善睡眠状况，且不引起药物依赖及医源性疾患，因而颇受欢迎。研究发现，移居高原不同时长的人群，高原性失眠的发生率不同。黄从书等针对移居高原不同时长，将其分为短期性高原性失眠、中期性高原性失眠、长期性高原性失眠，对其进行中医的病因病机分析及辨证论治。

（一）短期性高原性失眠

初次或紧急进入高原时间小于1周，出现失眠称之为短期性高原性失眠。首次或急进高原的人群睡眠障碍发生率明显升高，中医认为肺主气，司呼吸，主宣发肃降。肺叶娇嫩，称为“娇脏”，不耐寒热燥湿诸邪之侵，高原寒邪、燥邪侵袭机体，肺气宣发肃降功能失调，肺气不宣，气机凝滞。“气为血之帅，气行则血行”，肺气机不畅，影响心血运行。

寒邪伤阳，心阳不足，温煦机体功能下降。“血为气之母，血至气亦至”，心阳不足又会导致肺气机不畅。因此，短期性高原性失眠的发生多因寒邪入肺、心失所养从而导致阳虚气滞，心肺不调，进而导致高原性失眠的发生。因此，在预防和治疗初进高原或急进高原导致的睡眠障碍兼有气短胸闷、面色少华、肢倦神疲、手脚冰凉、心悸健忘等症状，可以采取温补肺气、祛寒散邪、温养心脉的中医疗法，临床上多采用养心汤加减。初进高原者对于陌生、恶劣的环境会出现紧张不安、焦虑、恐惧的情绪。中医认为，心安志舒则易寐，情志过极则难寐，此时，高原性失眠多因心虚胆怯，神魂不安形成。在高原性失眠伴随胆怯易惊、虚烦不寐、气短自汗、倦怠乏力时用安神定志丸合酸枣仁汤治之。

（二）中期性高原性失眠

在进入高原后，平原人群对高原低压、低氧、高寒的环境会有一个适应过程，需1～3个月可逐渐过渡到稳定适应，称为高原习服。进入高原1周至3个月出现的失眠称为中期性高原性失眠。马孝俊等研究发现，高原驻训1个月、3个月官兵睡眠障碍发生率分别为45.10%、39.87%。李强等研究发现，高原驻训官兵进藏超过1年和进藏未满3个月睡眠障碍发生率分别为26.0%、35.7%。中期性高原性失眠的发生率仍较高，高原饮食以糌粑、酥油、牛羊肉、奶制品、奶茶、青稞酒等为主，脾喜燥恶湿，胃喜湿恶燥，肥甘厚味易导致脾胃运化失职，清气不升，从而发生食少、呕吐、恶心，久则内生痰湿，痰郁生热，从而扰动心神，夜不能寐。脾胃失调，气血精液生成受阻，气血亏虚，头晕目眩，入睡困难，多梦易醒。“胃不和则卧不安”，脾胃反应是高原病发生的重要表现，中期性高原性失眠多伴随食少、恶心、呕吐等脾胃不适症状。因此，在治疗高原性失眠时应该注重脾胃的调养。高原性失眠伴随心烦、口苦、头重、目眩等症状时，可用黄连温胆汤；伴随面色少华、心悸健忘，多用归脾汤或补中益气汤，补脾益气，养血安神。

（三）长期性高原性失眠

在高原生活一段时间后，逐渐适应高原环境，移居高原大于3个月，出现高原性失眠，称之为长期性高原性失眠。曹军胜等对驻青藏高原沿线301名官兵睡眠研究发现，高原官兵睡眠障碍发生率为41.5%，明显高于一般人群的15% ～ 30%。何锋等研究发现，高原低压、低氧对常住4500米以上较高海拔地区平原移居人群的睡眠质量存在严重影响，其睡眠的连续性遭到破坏，睡眠结构紊乱，而且海拔越高、移居高原时间越长，睡眠质量越差。长期的高原生活，干燥寒冷的气候环境，导致燥邪伤津，机体津液失调。中医认为心属火，肾属水，心火必须下降到肾，使肾水不寒，肾水必须上济于心，使心火不亢，水火相济，君相安位。长期生活在高原的人群，由于气候干燥，昼夜温差大，人体津液损耗，肾津亏损，不能上济于心，心肾不交出现失眠。长期性高原性失眠伴随皮肤枯槁、鼻燥咽干、舌红少津、心火亢盛、阴血亏虚、头晕耳鸣、心烦不寐、脉细数等症状时应采用交泰丸和六味地黄丸加减；当血瘀症状明显时可采用血府逐瘀汤配伍丹参、红花等药物活血化瘀，益气生津；当出现脏躁不安、情绪抑郁时，可使用甘麦大枣汤加减进行治疗。

高原性失眠的发生发展与气候、身体素质、心理状况关系密切。高原低压、低氧、高寒是诱发高原性失眠的主要病因，高原性失眠的治疗原则应着手于改善低氧、寒冷的睡眠环境。除进行药物疗法以外，辅助认知疗法、氧疗、物理疗法会极大改善高原性失眠的发生发展。

移居高原时长对高原性失眠的发生率和程度具有重要影响。针对短期性高原性失眠高发生率、时间短，多与外邪入侵相关，通常进行温补肺气，祛寒散邪，温养心脉，益气安神；“胃不和则卧不安”。中期性高原性失眠多与脾胃失调相关，针对高原饮食常采用健脾和胃、清热燥湿、理气化痰、和血安神，共奏安神之功。长期性高原性失眠多与心肾不交相关，针对气耗津损血瘀之证常采用活血化瘀、益气生津、水火相济、润燥缓急之法，从而使心肾自安，不寐自除。

综上所述，高原性失眠的发生会对高原人员产生不利影响，因此，在中医药基础理论的指导下，加快高原性失眠相关理论的研究，开发出相应的特效药物具有迫切的需求。从高原性失眠的时间入手，结合脏腑辨证，为预防和治疗该疾病提供新的思路。

二、高原性失眠脏腑分证论治

1. 心肺气虚证

［主症］失眠，易惊醒，眠后噩梦纷纭。舌质淡，少苔，脉缓。

［次症］头昏沉，反应迟钝，胸闷气短，少气懒言，平素怕风、易感冒，记忆差。

［治法］补益心肺，安神定魄。

［方剂］养心汤（《仁斋直指方论》）合补肺汤（《永类钤方》）加减。

［组方及用法］生晒参、炙黄芪、当归、川芎、熟地黄、紫菀、桑白皮、酸枣仁、柏子仁、五味子、首乌藤、炙甘草等。水煎服或免煎颗粒，每日1剂。

［方解］方中生晒参、炙黄芪为君，其性甘微温，补益心肺、益卫固

表。当归、川芎与熟地黄合用为臣，滋阴补血、奉养心神，又可通利血脉。紫菀、桑白皮温肺止咳化痰，酸枣仁敛气安神、润肺养阴，柏子仁、首乌藤养心安神，五味子宁心安神、生津敛肺，炙甘草可益气复脉、镇咳平喘。诸药调和，肺气复而卫气鼓，痰浊消而瘀血除。

2. 心脾两虚证

［主症］不易入睡，睡而不实，多眠易醒，醒后难以复寐，心悸健忘。舌淡红，苔薄白，脉细无力。

［次症］神疲乏力，四肢倦怠，头晕目眩，纳谷不香，面色萎黄，口淡无味，腹胀便溏。

［治法］补益心脾，养血安神。

［方剂］归脾汤（《济生方》）加减。

［组方和用法］党参、黄芪、酸枣仁、茯神、远志、当归、龙眼肉、白术、木香、大枣、炙甘草等。水煎服或免煎颗粒，每日1剂。

［方解］方中党参健脾益肺，养血生津，白术、黄芪、大枣甘温入脾、补中健脾为主，配伍茯神、远志、龙眼肉、当归等甘温酸苦之品为辅，重在养血补心安神，酸枣仁能养心阴、益肝血而宁心安神，佐以木香理气醒脾，有补而不滞之功，再用炙甘草既可补中健脾，又能调和诸药，诸药协力，共奏健脾益气，补血安神之功。

3. 心虚胆怯证

［主症］多梦易惊，心悸，胆怯善恐。舌淡，苔薄，脉弦细。

［次症］坐卧不安，气短自汗，食少纳呆，倦怠乏力，健忘。

［治法］镇惊定志，养心安神。

［方剂］安神定志丸（《医学心悟》）合酸枣仁汤加减（《金匮要略》）

［组方和用法］茯苓、茯神、远志、人参、石菖蒲、龙齿、酸枣仁、

知母、川芎、甘草等。水煎服或免煎颗粒，每日1剂。

[方解] 方中人参“补五脏，安精神，定魂魄，止惊悸，除邪气，明目，开心益智”(《神农本草经》)，茯苓、茯神、远志养心安神，龙齿镇心安神，石菖蒲豁痰开窍、醒神益智，酸枣仁养血安神，知母清热养阴，川芎活血行气，甘草调和诸药，共奏安神定志之功。

4. 痰热内扰证

[主症] 失眠时作，噩梦纷纭，易惊易醒。舌质红，苔黄腻，脉滑数。

[次症] 头目昏沉，胸闷脘痞，口苦心烦，饮食少思，口黏痰多。

[治法] 清胃化痰，和中安神。

[方剂] 温胆汤(《备急千金要方》)加减。

[组方和用法] 法半夏、竹茹、陈皮、枳壳、黄连、茯苓、生龙骨、生牡蛎、珍珠母等。水煎服或免煎颗粒，每日1剂。

[方解] 方中法半夏燥湿化痰、降逆和胃，竹茹清热化痰、除烦止呕，法半夏与竹茹相伍，一温一凉，化痰和胃，清热除烦兼具。陈皮理气燥湿化痰，枳壳破气消痰，陈皮与枳壳相合，一温一凉，理气化痰之力增。黄连性寒味苦，清心除烦。佐茯苓健脾渗湿，杜生痰之源，且有宁心安神之效。生龙牡、珍珠母镇静安神，则阳可入于阴而安眠。诸药合用，共奏祛痰理气、清胆和胃、和中安神之功效。

5. 食滞胃脘证

[主症] 失眠多发生在饮食后，脘腹痞闷。舌质偏红，苔薄腻或黄腻，脉滑数。

[次症] 食滞不化，嗳腐酸臭，大便臭秽，纳呆食少。

[治法] 消食和胃，安神定志。

［方剂］保和丸（《博爱心鉴》）加减。

［组方和用法］山楂、莱菔子、神曲、半夏、茯苓、连翘、陈皮等。水煎服或免煎颗粒，每日1剂。

［方解］方中山楂味酸而甘，尤善消油腻腥膻之食，重用为君。神曲味甘辛温，善化酒食陈腐之积，莱菔子味辛甘平，长于消谷面之积，共为臣药。君臣合用，消食之力更著，可消各种饮食积滞。食积内郁，易于生湿化热，茯苓渗湿健脾，和中止泻，半夏、陈皮理气化滞，和胃止呕，连翘既可散结以助消积，又能清解食积所生之热，共为佐药。诸药合用，使食积得化，胃气因和，诸症自解。

6. 肝胃郁热证

［主症］入睡困难，烦躁，眠浅易醒。口干口苦，舌红，苔薄黄，脉弦滑数。

［次症］大便干或多天一行，易怒，呕逆，胁痛或腹痛，心下痞硬。

［治法］疏肝泻热，导滞和胃。

［方剂］大柴胡汤（《伤寒论》）加减。

［组方和用法］柴胡、黄芩、芍药、半夏、枳实、生姜、大枣、大黄等。水煎服或免煎颗粒，每日1剂。

［方解］方中重用柴胡为君药，配臣药黄芩和解清热；轻用大黄配枳实以内泻热结，行气消痞，亦为臣药。芍药柔肝，缓急止痛，与大黄相配可治腹中实痛，与枳实相伍可以理气和血，以除心下满痛；半夏和胃降逆，配伍大量生姜，以治呕逆不止，共为佐药。大枣与生姜相配，能和营卫而行津液，并调和脾胃，功兼佐使。使热除气疏，神得安宁。

7. 肝郁化火证

［主症］夜难入寐，心烦，或入睡后多梦易惊，烦躁易怒。舌淡红，

苔薄黄，脉弦滑或弦数。

［次症］胸胁胀闷，善太息，饮食不香，头晕头胀，目赤耳鸣，口苦咽干，便秘溲赤。

［治法］疏肝理气，泻火安神。

［方剂］龙胆泻肝汤（《医方集解》）加减。

［组方和用法］龙胆草、黄芩、栀子、柴胡、生地黄、木通、车前子、泽泻、当归、甘草等。水煎服或免煎颗粒，每日1剂。

［方解］方中龙胆草大苦大寒，清利肝胆实火及肝经湿热，黄芩、栀子苦寒泻火，燥湿清热。泽泻、木通、车前子渗湿泄热，导热下行，实火所伤，损伤阴血，当归、生地黄养血滋阴，邪去而不伤阴血。柴胡舒畅肝经之气，引诸药归肝经。甘草调和诸药。

8. 肾精不充证

［主症］夜难入寐，甚则彻夜不眠。舌红少苔，脉细数。

［次症］心中烦乱，头晕耳鸣，潮热盗汗，五心烦热，咽干少津，男子梦遗、阳痿，女子月经不调，健忘，口舌生疮，大便干结。

［治法］填补肾精，安神益智。

［方剂］六味地黄丸（《小儿药证直诀》）合交泰丸（《韩氏医通》）加减。

［组方和用法］熟地黄、山萸肉、山药、泽泻、牡丹皮、黄连、肉桂、茯神等。水煎服或免煎颗粒，每日1剂。

［方解］方中熟地黄滋阴补肾、填精益髓，山萸肉补养肝肾、收涩固精，山药健脾生津、补肾固精，此“三补”滋养肝脾肾。茯神健脾宁心，泽泻利湿泄浊，又能防止熟地黄滋腻恋邪，牡丹皮清泄相火，并制山萸肉之温涩，黄连清心火，降阳和阴，肉桂入肾，引火归原，全方共奏滋

补肝肾、清泻心火、宁心安神之功。

可根据患者精损程度酌情加入龟甲、鹿角胶等血肉有情之品。同时配伍少量五味子、肉桂、附片等收敛离阴之浮阳、阳中求阴。

9. 心血不足证

[主症] 入睡困难，眠浅易醒，心悸多梦，心烦不安。舌淡，苔少，脉细弱微数。

[次症] 哭笑无常，神疲恍惚，呵欠频繁，面色淡白或萎黄，唇舌爪甲色淡，头晕眼花，手足发麻。

[治法] 养血安神，和中缓急。

[方剂] 甘麦大枣汤（《金匮要略》）加减。

[组方和用法] 甘草、小麦、大枣等。水煎服或免煎颗粒，每日1剂。

[方解] 方中小麦为君药，养心阴，益心气，安心神，除烦热。甘草补益心气，和中缓急，为臣药。大枣甘平质润，益气和中，润燥缓急，为佐使药。三药合用，甘润平补，养心调肝，使心气充，阴液足，肝气和，则诸症自可解除。

10. 气滞血瘀证

[主症] 失眠日久，躁扰不宁，胸不任物，夜多惊梦，夜寐不安。舌质暗红，苔薄，脉细涩。

[次症] 面色青黄，或面部色斑，胸痛、头痛日久不愈，痛如针刺而有定处，或呃逆日久不止，或饮水即呛，干呕，或内热瞀闷，或心悸怔忡，或急躁善怒。

[治法] 活血化瘀，宁心安神。

[方剂] 血府逐瘀汤（《医林改错》）加减。

［组方和用法］红花、赤芍、桃仁、生地、川芎、当归、桔梗、柴胡、枳壳、牛膝、酸枣仁、合欢皮等。水煎服或免煎颗粒，每日1剂。

［方解］方中红花、赤芍、桃仁、生地、川芎、当归活血祛瘀，桔梗、柴胡、枳壳行气，配以桔梗开肺气载药上行，合牛膝通利血脉，引血下行，一升一降，能使药力上行下达、交通阴阳，外加合欢皮、酸枣仁养心安神通络，全方可使阳升阴潜、气血调达，调气而不耗气、治血而不伤血，共奏疏肝和血、养心安神之功。

六、预防调护

1. 心理调护　积极调整心理情志，克服过度紧张，建立规律的作息制度，养成良好的睡眠习惯。可以在睡前半小时左右听柔和的音乐辅助睡眠。注意卧室温度、湿度，避免噪声和光线、蚊虫叮咬等刺激。

2. 饮食调护　睡前不宜过饱饮食，不宜饮浓茶、咖啡、酗酒等，勿饮水过量，可饮热牛奶辅助睡眠。推荐食疗处方：小米百合粥（适用于阴虚火旺证），小米、百合、大枣、桂圆。龙眼山药粥（适用于心脾两虚证），龙眼、山药、莲子、茯神、粳米。清拌核桃仁（适用于心肺两虚证），核桃仁、黑木耳、韭菜、食盐适量。同时保证副食、蔬菜及主食搭配齐全，营养充足。

3. 运动调护　可根据患者自身身体状态进行散步、太极拳、八段锦等不剧烈的运动，以身体舒适为宜，循序渐进。

4. 环境调护　注意睡眠环境的安宁，床铺要舒适，卧室光线柔和，去除各种影响睡眠的外在因素。

参考文献

[1] 施荣. 古中医圆运动之高原反应刍议[J]. 辽宁中医杂志，2023，50（6）：55-57.

[2] 白林，刘维，刘姗姗，等. 中医药治疗偏颇体质失眠的研究进展[J]. 医学理论与实践，2024，37（15）：2549-2551+2542.

[3] 谢美玲，谢盛，唐波，等. 不同海拔移居电网员工中医体质现状调查及相关性分析[J]. 成都中医药大学学报，2024，47（5）：25-30.

[4] 温若卿，李雪燕，陈开兵，等. 高原武警官兵中医体质现状及相关性分析[J]. 世界睡眠医学杂志，2021，8（7）：1122-1124.

[5] 戚秀中，闫明启. 高原官兵常见疾病与中医体质的调查分析[J]. 国际中医中药杂志，2022，44（1）：17-21.

[6] 韩晓霞，段莹，张蕊，等. 高海拔地区部队官兵常见睡眠障碍与中医体质相关性研究[J]. 光明中医，2023，38（23）：4529-4533.

[7] 范豪杰，蔡珂而，邓浩伟，等. 长期高海拔暴露下焦虑、抑郁及失眠的网络分析[J]. 军事医学，2024，48（6）：401-406.

[8] 拉巴桑珠，刘铭，索朗央珍. 海拔升高对高原居民精神健康状况的影响[J]. 武警医学，2016，27（12）：1196-1198+1201.

[9] 权恩莉，孟新珍，龚丽莉，等. 驻高原人员心理应激状况调查[J]. 临床心身疾病杂志，2024，30（2）：69-72.

[10] 赵静波，解亚宁. 高原军人心理健康状况及其影响因素研究进展[J]. 解放军预防医学杂志，2006，（1）：64-67.

[11] 黄杰，张文睿，邹清朗. 高原特色饮食促低氧适应的研究进展[J]. 食品安全导刊，2023，（8）：93-95.

[12] 刘艳骄. 中国高原睡眠障碍流行病学调查概况[J]. 世界睡眠医学杂志，2021，8（1）：180-182.

[13] 黄从书，叶岸平，王一豪，等. 中医药防治高原睡眠障碍研究进展[J]. 中华中医药杂志，2024，39（2）：862-865.

[14] 刘春，屈尚可. 中医辨治高原睡眠障碍[J]. 河南中医，2021，41（7）：

994-996.
[15] 姜正谦. 高原中医学 [M]. 西藏：西藏人民出版社，1996：3-9.
[16] 王琦. 中医体质学 [M]. 北京：中国中医药出版社，2021：28.
[17] 胡承韵，杜书婷，郭倩，等. 运用解郁调中安神法治疗失眠 [J]. 中医杂志，2025，66 (12)：1277-1280+1285.

第四节　传统经方治疗高原性失眠

《伤寒杂病论》作为中医学史第一部集理、法、方、药一体的临床专著，虽未特设篇章讨论不寐，但文中多处提及其相关论治。"不得眠""不得卧""卧起不安"等词汇于《伤寒论》中出现12次，于《金匮要略》中出现8次。书中记载许多治疗不寐的经典用方，如酸枣仁汤等。

中医的基本治疗原则是辨证论治，病证结合。病言其总，证言其别，病言其粗，证言其细，病是从总的方面来说，证是讲个性与区别。病反映了某一种疾病全过程的总体属性、特征和规律。证是机体对疾病存在与变化及病因的反应形式，由于个体不同，反应形式也不尽相同。同一个病，个体不同，反应不同，这个就叫同病异证，病相同，证可以完全不同。有证必然有病，证的有无轻重取决于机体对疾病的反应程度，取决于机体对疾病的敏感性，还取决于机体与疾病的对抗程度。

中医根据证的特点可以判断病性、病位及疾病发展的程度。

1. 证反映疾病所在的部位，这是证的一般特性，或者说证的部位与疾病的部位具有极强的相关性。

2. 证反映疾病的性质，这是十分重要的特征，通过证可以判断疾病的寒热虚实。

3．证反映个体体质的差异。不同的体质受同一个致病因素的作用，可能会出现截然不同的证，由此个体的体质得以区分。

4．证具有两面性，证既反映了疾病的表现，又可以提示我们疾病消除的途径，中医常利用这些证来治病。

随着时代和社会改变人类的疾病谱系越显复杂，很多人因而怀疑古代中医学原理是否仍能适用于当代社会。事实证明，只要正确辨证论治，方证对应，也能掌握复杂疾病的辨治。再回头思考仲景所说："虽未能尽愈诸病，可以见病知原，若能寻余所集，思过半矣。"这就是《伤寒论》最重要的精神之所在。高原性失眠也会由于机体体质的不同而出现不同的证，辨证论治的方法亦可用于高原性失眠的治疗，以下列举《伤寒论》与《金匮要略》中常用于治疗失眠的经方，并简论其方证的病因病机，以供临证参考。

一、实证

1．甘草干姜汤证

［条文］《伤寒论》："伤寒脉浮，自汗出，小便数，心烦，微恶寒，脚挛急，反与桂枝汤，欲攻其表，此误也。得之便厥，咽中干，烦躁，吐逆者，作甘草干姜汤与之，以复其阳。若厥愈、足温者，更作芍药甘草汤与之，其脚即伸。若胃气不和，谵语者，少与调胃承气汤。若重发汗，复加烧针者，四逆汤主之。"

［组方］ 甘草（炙）四两（12克）、干姜（炮）二两（6克）。

［用法］ 上㕮咀二味，以水三升，煮取一升五合，去滓。分温再服。

［方证辨析］ 本方在仲景的书中出现过两次。《金匮要略》"肺痿吐涎沫而不咳者，其人不渴，必遗尿，小便数。所以然者，以上虚不能制

下故也。此为肺中冷，必眩，多涎唾，甘草干姜汤以温之”。《伤寒论》“得之便厥，咽中干，烦躁吐逆者，作甘草干姜汤与之，以复其阳”。《金匮》方用干姜二两，炮用，而《伤寒论》方用干姜一两，不炮。阳明主阖，以通达为用，肺金赖阳明胃土承纳温煦，则水生有源。胃土仰阳明肺金温降，方传化有方，此为母子相济之道。若阖阳不足，或因本气之过，或因标气之弱，或因承气虚惫，而成阳明寒证，斯为寒燥。正由燥性，寒燥之病多呈收敛太过之征。“肺中冷”则上焦不温，宗气虚微则肺叶收束，津液不布，聚化为沫，口中黏滞，涎唾不止。上虚水源不制，流注于下遂小便遗数。至于误治伤及胃阳，阳热失展则致阳明标本相异，故不从标本，从乎中治，姜汤因之而设。柯韵伯言:“此用干姜、甘草者，正以见阳明之治法……阳明所谓亡阳者，后天胃脘之阳也，取甘草、干姜以回之，从乎中也。”甘草炙用四两，专取其甘缓固土而和养中阳，平其上逆之阴气，用为主药。金生于土，土寒者上必虚，上虚则不能温中暖下。干姜之辛热而守中，回其衰弱之虚阳。两味辛甘相合，专复胸胃之阳气，是为阳明寒证之祖方。甘草干姜汤通过温补脾肺，调和气血，改善脾胃功能，对失眠与阳明肃降太过等因素有关者皆有治疗作用。此外，甘草具有缓和作用，可能有助于缓解因烦躁不安引起的失眠。

[诊断要点] 四肢厥冷，脘腹冷痛，眩晕，面色苍白，舌质淡，苔白，脉沉、迟、细。

2. 调胃承气汤证

[条文]《伤寒论》:“太阳病，过经十余日，心下温温欲吐，而胸中痛，大便反溏，腹微满，郁郁微烦。先此时，自极吐下者，与调胃承气汤。若不尔者，不可与。但欲呕，胸中痛，微溏者，此非柴胡证，以呕故知极吐下也。”

［组方］ 大黄（酒洗）四两（12克）、甘草（炙）二两（6克）、芒硝半斤（12克）。

［用法］ 上三味，以水三升，煮取一升，去滓。内芒硝，更上火微煮，令沸，少少温服之（注：此用法是伤寒论第29条所言）。温，顿服之（注：此四字是伤寒论第207条所言）。

［方证辨析］ 承气者，承顺正气是也。邪热已至气之深层，胃气不降，邪实内聚者，急当攻其坚锐，荡其结阻，则正气可承，阴液可复，气血可救，诸承气汤正缘此而制矣。大黄苦寒，味极厚，性走而不守，泻诸实热不通，涤荡肠胃间热，长驱直下，用之以逐热邪也。酒洗制其过沉之性，领上热下泄；芒硝气寒味咸，咸能软坚，苦能下泄，泄除三焦、肠胃实热，助大黄撤热攻坚；甘草甘缓，以制硝黄峻烈之性。在临床上运用调胃承气汤通常可治疗阳明不降之浊气攻心、精神狂躁、失眠谵妄等。

［诊断要点］ 发热心烦，腹胀满，大便不通。不恶寒，但发热，蒸蒸发热，汗出。

3．甘草泻心汤证

［条文］《伤寒论》："伤寒中风，医反下之，其人下利日数十行，谷不化，腹中雷鸣，心下痞硬而满，干呕，心烦不得安。医见心下痞，谓病不尽，复下之，其痞益甚，此非结热，但以胃中虚，客气上逆，故使硬也。甘草泻心汤主之。"《金匮要略》："狐惑之为病，状如伤寒，默默欲眠，目不得闭，卧起不安，蚀于喉为惑，蚀于阴为狐。不欲饮食，恶闻食臭。其面目乍赤、乍黑、乍白。蚀于上部则声喝，甘草泻心汤主之。"

［组方］ 甘草（炙）四两（12克）、半夏（洗）半升（12克）、黄芩

三两（9克）、干姜三两（9克）、人参三两（9克）、黄连一两（3克）、大枣（擘）十二枚。

［用法］ 上七味，以水一斗，煮取六升，去滓再煎煮三升，温服一升，日三服。

［方证辨析］ 甘草泻心汤的主治证为里虚而邪热内陷，使脾胃升降失常，寒热错杂于中，客热随饮邪上逆之干呕、心烦不得安或湿热内扰心神，神志恍惚之“目不得闭，卧起不安”。本方在半夏泻心汤的基础上重用甘草为君药，缓急迫而和胃、补中、止利，兼清热燥湿、解毒安神。《腹证奇览》言：“此云心烦者，为甘草所主之证，以甘草具缓急之力也。且若察其腹证，可知因心胸急迫而心烦。其心烦成因不一或因苦满而心烦者，应从柴胡汤证考之；但见心烦者，应属黄连之证。”

［诊断要点］ 心下胃脘部痞硬胀闷堵塞，干呕，下利频繁急迫，粪便中夹有未消化的食物，肠鸣如雷声；神经症表现：以失眠，心烦不得安，喜忧无常，或性情无常，喜妄想等为特点；狐惑病：咽喉、口腔溃疡或前后阴溃疡；舌苔或白或黄，多滑腻，脉濡或弦缓。腹证：腹肌中度弹力，心下痞硬。

4. *茯苓四逆汤证*

［条文］《伤寒论》：“发汗若下之，病仍不解，烦躁者，茯苓四逆汤主之。”

［组方］ 茯苓六两（12克）、人参一两（3克）、甘草（炙）二两（6克）、干姜一两半（4.5克）、附子（生用，去皮，破八片）一枚（5克）。

［用法］ 上五味，以水五升，煮取三升，去滓。温服七合，日三服。

［方证辨析］ 此方治疗少阴病血运不畅、水运不畅，从而使神经不

得血与津的濡养而出现小便不利和烦躁的症状，这时用四逆汤或是四逆加人参汤都可，但医生误诊，继续用攻下的方法，导致水运不畅而出现茯苓四逆汤证。茯苓四逆汤证所见的烦躁，和大青龙汤证、大承气汤证等出现的烦躁，虽然都是因津液不能濡养神经引起的，但是，这三者，前者是阳虚津伤，后两者是实热津伤，病因不同，治法也就不同。茯苓四逆汤是在四逆加人参汤的基础上，再加茯苓而成。茯苓的功效是健脾胃、行水运、补阴津、止烦躁，即利水生津，活水运，治小便不利，濡养神经治烦躁失眠。这一点和酸枣仁汤中用茯苓的道理是相同的，都是补津安神，滋润神经。因为茯苓四逆汤具有温里行水、通阳渗湿的功效，所以，临床又常用于有四逆汤证而兼见水肿病者。另外，茯苓四逆汤是在四逆汤的基础上加了补益的人参和茯苓，所以对于有四逆汤证且体气相对虚弱、津伤的患者，有较好的治疗效果。

［诊断要点］ 发热，烦躁，四肢厥逆，畏寒，失眠，头痛，气短，面色皖白无华，腹泻，舌淡或舌体胖大有齿痕，苔薄白，脉数、细、沉、微。

5. 五苓散证

［条文］《伤寒论》:“太阳病，发汗后，大汗出，胃中干，烦躁不得眠，欲得饮水者，少少与饮之，令胃气和则愈。若脉浮，小便不利，微热消渴者，与五苓散主之。”“中风发热，六七日不解而烦，有表里证，渴欲饮水，水入则吐者，名曰水逆。五苓散主之。”

［组方］ 猪苓（去皮）十八铢（2.3克）、泽泻一两六铢（3.8克）、茯苓十八铢（2.3克）、桂枝（去皮）半两（1.5克）、白术十八铢（2.3克）。

［用法］ 上五味，捣为散，以白饮和，服方寸匕，日三服。多饮暖水，汗出愈，如法将息。

［方证辨析］ 此方治太阳膀胱气化功能、水道失调，水蓄下焦形成蓄水证之失眠。外邪未解，故脉浮或浮数，身有微热；膀胱气化不利则见小便不利；水停气阻，气不化津，津不上承，故口渴而烦躁。治宜通阳化气利水、兼以解表，方用五苓散。张仲景使用五苓散，既“开鬼门”，又“洁净腑”，表里双解，使邪去病除。《本草经集注》谓茯苓主“胸胁逆气，忧恚惊邪恐悸，心下结痛，寒热烦满咳逆，口焦舌干，利小便”。茯苓主治眩悸、口渴而小便不利者。眩，一为眩晕，指患者出现旋转感、上下或左右晃动感、倾斜感、地动感、如坐舟中感等，多伴有恶心呕吐；一为幻觉，即视物怪异感、恐怖感、恍惚感等，多伴有惊悸、多噩梦等。悸，指跳动，如心慌、心悸、脐腹动悸、肌肉跳动等。眩悸者，常伴有心神不安、多梦易惊、恍惚健忘等精神神经症状。使用茯苓，可不问体形胖瘦，但须察舌。其人舌体多胖大，边有齿痕，舌面较湿润，一般称之为“茯苓舌”，胖人舌体大，固然多茯苓证，瘦人见舌体胖大者，茯苓证更多见。其舌有齿痕，舌体胖大伴有浮肿、腹泻者多为五苓散证、苓桂术甘汤证。茯苓证与白术证颇多相似之处，故仲景使用茯苓多与白术同用。两者不同之处，白术重在治渴，而茯苓重在治悸。故前人称白术能健脾生津，而茯苓则能安神利水。

［诊断要点］ 发热，烦躁，失眠，烦渴欲饮，或水入即吐，小便不利，恶风，汗出，头目眩晕，口吐涎沫，小腹胀满，或短气而咳。舌质淡，苔白润或白滑，脉浮或浮数。

6. 栀子豉汤证

［条文］《伤寒论》:“发汗吐下后，虚烦不得眠；若剧者，必反复颠倒，心中懊憹，栀子豉汤主之。”“发汗、若下之而烦热，胸中窒者，栀子豉汤主之。”

［组方］ 栀子（擘）十四个（14克）、香豉（绵裹）四合（10克）。

［用法］ 上二味，以水四升，先煮栀子得二升半，内豉，煮取一升半，去滓。分为二服，温进一服。得吐者，止后服。

［方证辨析］ 本方用于治疗实证不寐，因热扰胸膈所致的失眠。心胸为清阳居所，热郁胸膈，清阳被扰，则心神不宁，气机升降失调，则见心烦，失眠，发热，胸中痞闷，甚则疼痛。栀子豉汤仅栀子与豆豉两味药。栀子《神农本草经》言："味苦，寒，无毒。治五脏邪气，胃中热气。"豆豉《本草从新》谓："豆豉苦泄肺，寒胜热，发汗解肌，调中下气治伤寒寒热头痛，烦躁满闷，懊不眠，发斑呕逆。"栀子与豆豉配伍，以其苦寒之性，上能泻心火，治疗烦躁，不得眠；中能泻胃中郁火，治疗胃脘嘈杂；外能宣散肌表郁热。本方所用为"轻苦微辛"法，栀子微苦，豆豉微辛，微苦以清降，微辛以升宣，一升一降，善"开上痹"，能治疗气火痹郁上焦所致的心胸映背痛，胸痹胸闷，气阻咽喉，咳逆喘满等；或上焦痹郁而中下焦气机不通所致的胃脘堵塞，腹痛呕吐等病症。

［诊断要点］ 心烦，失眠，发热，尿黄赤，舌质红，苔黄（薄黄、黄腻），脉数、滑、弦。

7. 栀子厚朴汤证

［条文］《伤寒论》："伤寒下后，心烦、腹满、卧起不安者，栀子厚朴汤主之。"

［组方］ 栀子（擘）十四个（14克）、厚朴（炙）四两（12克）、枳实（水浸，炙令黄）四枚（4克）。

［用法］ 上三味，以水三升半，煮取一升半，去滓。分二服，温进一服。得吐者，止后服。

［方证辨析］本方用于治疗因热扰胸膈所致的实证之心烦腹满、不寐。余热未尽，内留于胸中，故心烦。浊气壅滞于腹部，故腹满。胸腹气机壅滞，烦满太甚，则卧起不安。伤寒论中下后烦而不满者有二：一是余热未尽津亏液耗之心烦，用竹叶石膏汤清养肺胃；二为余热未尽，留扰胸膈之心烦，则用栀子豉汤清热除烦。本证下后，见有心烦，又有腹满，是心烦卧起不安与栀子汤证相同，而腹满一症则为本证所独有，为邪热搏结，由胸膈至大腹，故治用栀子厚朴汤，清热除烦，宽中除满。方中栀子苦寒，清三焦烦热；厚朴苦温，行气燥湿除满；枳实苦寒，破结消癥。取栀子清热除烦，而不用豆豉者，是本证邪热较栀子豉汤为甚，非豆豉之宣透所能及。又因未至阳明腑实，无须用大黄攻下，但已入里及腹，故用厚朴、枳实行气除满。

［诊断要点］心烦，腹满，卧起不安。

8. 大承气汤证

［条文］《伤寒论》："阳明病，谵语，有潮热，反不能食者，胃中必有燥屎五六枚也；若能食者，但鞕尔，宜大承气汤下之。""阳明病，下之，心中懊憹而烦，胃中有燥屎者，可攻；腹微满，大便初鞕后溏者，不可攻之；若有燥屎者，宜大承气汤。"

［组方］大黄（酒洗）四两（12克）、厚朴（炙，去皮）半斤（24克）、枳实（炙）五枚（5克）、芒硝三合（8克）。

［用法］上四味，以水一斗，先煮二物，取五升，去滓，内大黄，更煮取二升，去滓。内芒硝，更上微火一两沸，分温再服。得下，余勿服。

［方证辨析］用于治疗因阳明腑实所致的实证不寐。本方为峻下阳明实热积滞而设，以痞、满、燥、实四症及脉实为使用依据。在临床应

用中应根据痞、满、燥、实的轻重多寡，调整四味药物剂量，不可胶柱鼓瑟。承气者，承顺中气也。中气左旋化阳，右转化阴，阴阳平均，中气乃治。阴进则阳退，阳盛则阴消。阴阳偏胜则中气伤而人病。阴阳偏绝，则中气亡而人死。三阴病，阴盛阳绝。大承气汤证，阳盛阴绝。日暮潮热者，阳明金，气旺于申酉之时。燥金气旺，每日申酉加热，如潮来有定时。此时胃中阳旺，故阳明病必此时热增也。谵语者，胃中津液消亡心火不降，烧灼神昏也。手足濈然汗出，六七日不大便者，胃肠燥极也。腹满痛拒按者，肠胃有燥屎结实也。本汤证与柴胡加龙骨牡蛎汤证均可见心烦、谵语、惊惕不安等症。但大承气汤证以阳明腑实、腹部胀满疼痛、大便秘结、潮热、汗出为主症，脉沉实有力；柴胡加龙骨牡蛎汤证则为热邪弥漫三焦，以胸胁满闷、口苦目眩、小便不利、脉弦数为症。二证虽均可见神志症状，但有阳明、少阳之分。

［诊断要点］ 腹胀满而硬，腹痛或绕脐痛而拒按。烦躁，谵语，潮热，不识人，循衣摸床，或目中不了了，睛不和，或汗出不止，手足濈然汗出，或腹满而喘，眩冒，或热结旁流，自利清水，色纯青。舌苔干黄或焦燥起刺，脉沉实有力或脉沉迟。

9. 柴胡加龙骨牡蛎汤证

［条文］《伤寒论》:“伤寒八九日，下之，胸满烦惊，小便不利，谵语，一身尽重，不可转侧者，柴胡加龙骨牡蛎汤主之。”

［组方］ 柴胡四两（12克）、龙骨一两半（4.5克）、黄芩一两半（4.5克）、生姜（切）一两半（4.5克）、铅丹一两半（4.5克）、人参一两半（4.5克）、桂枝（去皮）一两半（4.5克）、茯苓一两半（4.5克）、半夏（洗）二合（6克）、大黄二两（6克）、牡蛎（熬）一两半（4.5克）、大枣（擘）六枚。

［用法］ 上十二味，以水八升，煮取四升，内大黄，切如棋子，更煮一两沸，去滓。温服一升。

［方证辨析］ 本方治疗邪气内陷、三焦不利，表里同病，虚实互见之不瘥。邪入少阳，枢机不利，胆热内郁则胸满而烦，胆火上炎，胃热上蒸，心神被扰则惊惕谵语，三焦不利，决渎失职，膀胱气化不利则小便不利，阳气内郁，不得宣达，气机壅滞则一身尽重而难于转侧。治以和解少阳、通阳泄热、重镇安神之法，方用柴胡加龙骨牡蛎汤，柴胡加龙骨牡蛎汤是由小柴胡汤去甘草，加龙骨、牡蛎、桂枝、茯苓、铅丹、大黄而成。因邪入少阳，故以小柴胡汤以和解少阳，宣畅枢机，扶正祛邪。加桂枝通阳达郁，加大黄泄热逐邪，加龙骨、牡蛎、铅丹重镇安神，加茯苓淡渗利水，宁心安神，去甘草以免其甘缓留邪。诸药相合，寒温同用，攻补兼施，安内解外，使表里错杂之邪，得以速解。方中铅丹有毒，可以生铁落、磁石、石决明代替。柴胡加龙骨牡蛎汤在现代临床上应用广泛，特别对于精神、神经方面的疾病，尤有效验，如抑郁症、焦虑症、精神分裂症、惊恐障碍、自主神经功能紊乱、小儿抽动症、失眠、癫痫、心脏神经症、消化性溃疡、甲状腺功能亢进症、经断前后诸症、遗精、高血压、偏头痛、慢性疲劳综合征等，具有肝胆热郁病机者。

［诊断要点］ 胸胁满闷，烦躁谵语，惊惕不安。或见小便不利，一身困重，不能转侧，或眩晕耳鸣，失眠易怒，或狂躁，梦游，或发癫痫，或心悸不宁。舌红或红绛，苔黄，脉弦数。

10. 乌梅丸证

［条文］《伤寒论》:“伤寒，脉微而厥，至七八日，肤冷，其人躁，无暂安时者，此为藏厥，非为蛔厥也。蛔厥者其人当吐蛔。令病者静，而复时烦，此为藏寒。蛔上入膈，故烦，须臾复止，得食而呕，又烦者，

蛔闻食臭出，其人当自吐蛔。蛔厥者，乌梅丸主之。又主久利方。”

［组方］ 乌梅三百枚（500克）、黄连十六两（48克）、细辛六两（18克）、干姜十两（30克）、当归四两（12克）、黄柏六两（18g）、桂枝（去皮）六两（18克）、人参六两（18克）、附子（炮，去皮）六两（18克）、蜀椒（出汗）四两（12克）。

［用法］ 上十味，异捣筛，合治之，以苦酒渍乌梅一宿，去核，蒸之五升米下，饭熟，捣成泥，和药令相得，内臼中，与蜜，杵二千下，丸如梧桐子大，先食饮，服十丸，日三服，稍加至二十丸。禁生冷、滑物、臭食等。

［方证辨析］ 此方为治疗伤寒厥阴证中上焦郁热所致的不寐。临床中，乌梅丸证可以表现为许多纷繁复杂的症状，故确定此方的应用较为困难。此方的病机为正气不足而邪气留滞于中焦，所以出现胃脘满闷疼痛等症；烦躁、失眠等症是上焦的热象症状；下利是下焦寒象的症状，亦提示邪气留滞，人体正气必奋起与之抗争，并祛除之，下利的症状为人体正气欲通过降下的方式将邪气祛除；呕吐等症是中焦气滞而上逆的表现，亦提示人体正气欲通过向上升散的方式将邪气祛除，而限于人体正气自身抗邪能力的不足的表现。治疗的方法需根据人体抗邪的方向，一方面用辛味药协助正气向上散邪，另一方面用苦味药协助人体正气向下降邪，两个方向合力解开中焦的气滞；此外，再用甘味药填补中焦之虚。其脉证具备两个特点：第一，总体脉一定是属于不及脉；第二，以关部最为有力，但力量也一定是没有超过正常健康脉的脉力。

由于此方脉证容易出现双侧关部相对明显，所以临床中应当与大柴胡汤脉证进行鉴别，主要的区别是脉动应指的力量，大柴胡汤脉证是应指更为有力的太过脉，而此脉证中双手关部的脉动力量要小于大柴胡汤脉证。此方与半夏泻心汤无论从方证上，还是脉证、病机上，都非常相似。鉴别两方的脉证以对比左右手的关部为主，如果左侧明显，是乌梅丸证，如果是以右侧关部明显，或者仅有右手关部出现类似乌梅丸左手脉的表现，则是半夏泻心汤证。

［诊断要点］ 胃脘满闷疼痛，呕吐，烦躁，失眠，腹泻，脉弦等。

11．桃核承气汤证

［条文］《伤寒论》："太阳病不解，热结膀胱，其人如狂，血自下，下者愈。其外不解者，尚未可攻，当先解外。外解已，但少腹急结者，乃可攻之，宜桃核承气汤。"

［组方］ 桃仁（去皮尖）五十个（8.5克）、桂枝（去皮）二两（6克）、大黄四两（12克）、芒硝二两（6克）、甘草（炙）二两（6克）。

［用法］ 上五味，以水七升，煮取二升半，去滓。内芒硝，更上火微沸，下火。先食温服五合，日三服。当微利。

［方证辨析］ 用于治疗因血热互结所致的实证不寐。内热郁结于下焦膀胱部位，由于邪热与血相搏结于下焦，气血凝滞不通，故少腹疼痛胀满而拘急不舒，因瘀血浊热上扰心神，神明被扰故发狂，与阳明证之谵语同理。因病属血分，膀胱气化功能未受影响，故小便自利。瘀血阻滞，血行不畅，则舌质有瘀点或瘀斑。本方是调胃承气汤加桂枝、桃仁而成。方中大黄苦寒、芒硝咸寒，功能泻热破结，大黄尚可去瘀生新，加之桃仁活血化瘀以破蓄血，则瘀热之邪可得通下。桂枝之用，不在解表，而在辛温以通阳气，通阳即可行阴，理气则能行血，血行而结散。甘草调和诸药，可防攻邪之品以伤正。五药相合，祛邪与护正兼顾，泻热与行瘀并行，理气与行血同治，服药后热泻瘀行而诸症自愈。本方下其瘀血，则如狂自愈，无形之热从有形而散。唯其外证不解者，未可攻

下其结，防引邪下陷，当先表后里，待外证已解后，只余少腹急结者，方可以桃核承气汤去其血热之结。临证中凡是表证用发汗的方法处理之后，一般都会痊愈，倘若又出现头痛的情况，提示病邪即将再次传经。这是由于余热未清，一旦外感风寒，或者饮食不慎，或者喜怒情志不畅，或者劳倦失宜，凡营血卫气被郁滞者，余热就会被引发，而人身阳明一经为多气、多血之经，是以阳热最盛，所以通常以清泻阳明来解决余热的问题。

《腹证奇览》言桃核承气汤的腹证为左脐旁自天枢附近二三寸间，以三指按之，有结块状，重按之则痛甚，且觉向上引痛者。虽按之痛甚，但其结状物触指而软者，虽是血结，但非桃核承气汤证。又，按之痛引少腹腰背者，亦非桃核承气汤证。本证易与当归建中汤证、当归芍药散证、芎归胶艾汤证、猪苓汤证等颇易混淆，要详细辨认诸方证。因其结块大小不定，不可仓促诊断。此结块及瘀血逆于胸腹，其则迫于胁下，胸胁疼痛彻背，发为此证。虽或脐上或脐下亦有结，按痛，且此症以左脐旁为正候。

［诊断要点］ 发狂或烦躁、失眠，少腹急结，小便自利，舌见瘀点或瘀斑。

12. 抵当汤证

［条文］《伤寒论》:“太阳病六七日，表证仍在，脉微而沉，反不结胸，其人发狂者，以热在下焦，少腹当硬满，小便自利者，下血乃愈，所以然者，以太阳随经，瘀热在里故也。抵当汤主之。”

［组方］ 水蛭（熬）三十个（60克）、虻虫（熬，去翅足）三十个（6克）、桃仁（去皮尖）二十个（4克）、大黄（酒洗）三两（9克）。

［用法］ 上四味，以水五升，煮取三升，去滓。温服一升，不下，

更服。

［方证辨析］ 此方治疗蓄血热扰证之失眠。太阳病身黄之证有胃热与蓄血二种，以小便利与不利分之。病属在里凝滞，故脉沉结、小腹硬。唯小便不利者，温热无从出，属胃热。小便自利、其人如狂者，非关膀胱尿闭，属真实之血证，抵当汤主之。抵当汤证有精神方面的症状，如“发狂”“如狂”“喜忘”；有脉象的改变，如“脉微而沉”“脉沉结”“脉数不解”；有腹部的异常，如“少腹当硬满”“少腹硬”；有其他表现，如“身黄”“大便反易，其色必黑”等。

在探讨感染性疾病时，中枢神经系统的损伤可能导致意识状态的改变。若感染累及中枢神经系统，除意识障碍外，患者还可能出现头痛、呕吐等神经系统症状。若仅表现为精神症状，如“发狂”或“如狂”，则可能为症状性精神病，这是继发于感染的暂时性脑功能障碍。感染引起的发热常伴随脉搏加快，病原体的毒素可能对心脏的兴奋性和传导系统产生影响，导致心跳缓慢和心律不齐。下腹部硬满可能与桃核承气汤证的病机相似，反映了疾病在腹部的特定反应。若无腹痛症状，胃肠道及其他器官的实质性病变可能性较低。“小便自利”具有鉴别意义，有助于排除尿潴留的可能性。“身黄”可能指示肝功能异常，严重感染可能导致肝脏损害，影响胆红素代谢，从而出现黄疸。若为肝脏本身的疾病，通常伴随恶心、呕吐、腹胀等消化道症状，而文中未提及这些症状，因此推测为肝脏的继发性损害。患者若出现“大便反易，其色必黑”，则可能反映上消化道出血。出血机制可能包括：严重感染导致的应激性溃疡出血；某些传染病本身导致的出血；或慢性胃及十二指肠疾病因感染而加重，诱发出血。

若太阳病表寒未解，邪热可能内传至膀胱，导致膀胱受邪热影响，可能出现狂躁症状。心主血、藏神，血热可能导致神志失常。若结血能自行泻下，则病情可能自愈；若不能，则需采用攻下疗法。在表证未完全解除前，不宜使用攻下疗法，以免卫气陷下，邪气入里。表证解除后，若患者仍感少腹急结，可考虑使用桃核承气汤以破结血。若病程日久，患者出现黄疸、脉沉结、发狂等症状，提示邪热凝结于下焦，此时少腹硬满，下焦瘀血燥结，桃核承气汤可能不足以治疗，需使用抵当汤以破瘀血。在考虑使用抵当汤前，必须详细询问小便情况，以区分膀胱湿热与血证。若小便不通利，则为膀胱湿热，不宜使用抵当汤；若小便通利，则为血证，可使用抵当汤或抵当丸治疗。若少腹硬满，使用抵当汤；若少腹满而不硬，则使用抵当丸以缓攻。

[诊断要点] 发狂或如狂，烦躁、失眠，少腹硬痛，大便硬而色黑易解，小便自利，脉沉结者，舌见瘀点、瘀斑。

13. 柴胡桂枝干姜汤证

[条文]《伤寒论》:“伤寒五六日，已发汗而复下之，胸胁满，微结，小便不利，渴而不呕，但头汗出，往来寒热心烦者，此为未解也，柴胡桂枝干姜汤主之。”

[组方] 柴胡半斤（24克）、桂枝（去皮）三两（9克）、干姜二两（6克）、栝蒌根四两（12克）、黄芩三两（9克）、牡蛎（熬）三两（9克）、甘草（炙）二两（6克）。

[用法] 上七味，以水一斗二升，煮取六升，去滓。再煎取三升，温服一升，日三服。初服微烦，复服，汗出便愈。

[方证辨析] 本方治疗少阳枢机不利见水饮内结之失眠。少阳枢机不利，正邪纷争，则见往来寒热所致；少阳经气不利，则见胸胁满；胆火上炎扰动心神，故见心烦、失眠。因少阳证表现多为胸胁满，呕而不

渴，小便自利。今见胸胁满微结，小便不利，渴而不呕，故非纯属少阳病。从小便不利、渴、胸胁满微结分析，当兼水饮内结之证。少阳枢机不利，胆火内郁，三焦决渎失常，以致水饮内结。水饮结于少阳三焦经则胸胁满微结、小便不利；水饮内结，气不化津，则见口渴；胃气尚和，故不呕；阳郁不宣，蒸腾于上，则但头汗出。方用柴胡桂枝干姜汤以和解少阳，温化水饮。

本方属小柴胡汤类方，是由小柴胡汤加减变化而成。方中柴胡、黄芩同用以和解少阳；栝楼根、牡蛎并用，能逐饮生津散结；桂枝、干姜、炙甘草合用，振奋中阳，温化寒饮。因不呕，故去小柴胡汤中半夏、生姜；因水饮内结，故去小柴胡汤中人参、大枣之甘温壅补。诸药合用，共奏和解少阳，疏利枢机，温化水饮之功。本证阳郁，初服正气得药力之助，与邪相争，阳郁求伸则初服微烦；复服，气机宣通，阳郁得伸，汗出邪去则愈。本方“复服，汗出则愈”当与《伤寒论》第230条服小柴胡汤后“上焦得通，津液得下，胃气因和，身濈然汗出而解”，以及五苓散要求“多饮暖水，汗出愈”联系起来理解。可见汗出是祛邪的途径，也是人体气机宣畅的标志。

［诊断要点］ 往来寒热、口渴、胸胁满、头汗出，小便不利、心烦。心下悸动、食欲不振、胁痛或肩背酸痛。

14. 黄连汤证

［条文］《伤寒论》：“伤寒胸中有热，胃中有邪气，腹中痛，欲呕吐者，黄连汤主之。”

［组方］ 黄连三两（9克）、甘草（炙）三两（9克）、干姜三两（9克）、桂枝（去皮）三两（9克）、人参二两（6克）、半夏（洗）半升（12克）、大枣（擘）十二枚。

［用法］ 上七味，以水一斗，煮取六升，去滓。温服一升，日三服，夜二服。

［方证辨析］ 本方治疗阴阳升降失常而致上热下寒证之失眠。“胸中有热”，则邪随热化，可致心烦；“胃中有邪气”，则邪随寒化，可致腹中痛，然则此腹痛在中脘脐上之间；“欲呕吐者”，以有痰，有邪气也。黄连汤为主治升降失常之方。上热下寒以阳不得降、阴不得升，所谓升降失常也。本方药物寒温并用，调其阴阳，桂枝、干姜以逐胃寒，桂枝亦扶正治冲逆，黄连清心胸之热，半夏散结滞之水，人参扶正气，甘草、大枣调和诸药，缓急，止引痛。本方有黄连，无黄芩，以其无心下痞之故。本方与半夏泻心汤较之，后者治冷热在胃肠相结，要其温凉混合所以再煎；本方是寒热异位，要温凉各别立功，故淡煮而不再煎。

［诊断要点］ 心烦、失眠，腹痛，恶心，呕吐，纳呆，舌红，苔白腻或黄腻，脉弦、沉、细。

15. 吴茱萸汤证

［条文］《伤寒论》：“少阴病，吐利，手足厥冷，烦躁欲死者，吴茱萸汤主之。”

［组方］ 吴茱萸（洗）一升（24克）、人参三两（9克）、生姜（切）六两（18克）、大枣（擘）十二枚。

［用法］ 上四味，以水七升，煮取二升，去滓。温服七合，日三服。

［方证辨析］ 本方治疗胃阳不足，寒饮内停之烦躁失眠。肾水寒不能滋养肝木，肝木得不到滋养，则不能正常升发，木寒郁屈越重，烦躁越重。烦躁欲死，提示阴寒非常之重。少阴病肾水寒，郁重肝木协同浊阴上冲，则会呕吐，常伴有头痛、眩晕。治用吴茱萸汤，吴茱萸为治疗肝寒要药，可破阴实、温中止呕、除寒止利。重阳节登高、插茱萸就是

想要留恋阳气、避除阴气。农历九月在十二辟卦中属于山地剥卦，阳气被阴剥的几乎殆尽，仅存一爻，所以人们登高避阴就阳，插茱萸驱阴避秽。以人参健脾，制约吴茱萸之燥；大量生姜温中止呕，协同吴茱萸温散阴实。

吴茱萸汤在临床上应用也是比较多的，可用于治疗浊阴上逆之呕吐、眩晕、头痛（颠顶痛，也称厥阴头痛）、失眠、腹痛、泄泻等。本方的主要作用为补虚、散寒、降逆。

［诊断要点］ 呕吐，头痛，烦躁失眠，四肢不温，舌淡苔白润，脉沉、弦、迟、缓。

16. 茵陈蒿汤证

［条文］《伤寒论》：“阳明病，发热汗出，此为热越，不能发黄也。但头汗出，身无汗，剂颈而还，小便不利，渴引水浆者，此为瘀热在里，身必发黄，茵陈汤主之。”

［组方］ 茵陈蒿六两（18克）、栀子（擘）十四枚（14克）、大黄（去皮）二两（6克）。

［用法］ 上三味，以水一斗二升，先煮茵陈减六升，内二味，煮取三升，去滓。分温三服。小便当利，尿如皂荚汁状，色正赤，一宿腹减，黄从小便去也。

［方证辨析］ 本方用于治疗湿热蕴结、上扰心神所致的失眠。湿热之邪在胃，独伤阳分，故发阳黄，身黄如橘子色者。小便不利则水湿内蓄，邪实壅滞而腹微满也。以逐热实于胃，故以本方主之。山田宗俊：此乃前243条而加腹微满一证者，盖瘀热在里而大便硬故尔。伤寒七八日为由里入表之期。病转入里，若证见发热汗出者，其内郁之热能越于外，故不发黄。若不发热，身无汗，小便不利，是热不得越，身必发黄。

243条中已详言之，与本条病理相同。茵陈蒿汤证为阳明证之类变也。本方为治黄疸病之良方。

[诊断要点] 身目俱黄，黄色鲜明，小便不利，色黄赤而短少，心烦失眠，或发热，脘腹痞满，不欲饮食，恶心欲吐，大便秘结或不爽，或汗出不彻，或无汗，或但头汗出，口渴。舌苔黄腻或黄滑，脉滑数或濡数。

二、虚证

1. 小建中汤证

[条文]《伤寒论》："伤寒二三日，心中悸而烦者，小建中汤主之。"

[组方] 桂枝（去皮）三两（9克）、甘草（炙）二两（6克）、大枣（擘）十二枚、芍药六两（18克）、生姜（切）三两（9克）、胶饴一升（70毫升）。

[用法] 以水七升，煮取三升，去滓，内胶饴，更上微火，消解，温服一升，日三服。呕家不可用建中汤，以甜故也。

[方证辨析] 本方治疗虚劳所致的神经衰弱、心悸失眠。考仲景原文，小建中汤是治疗虚劳的主方。关于"虚劳"二字，魏荔彤云："虚劳者，因劳而虚，因虚而病也。"为慢性消耗性疾病，或功能衰减，营养不良性疾病。仲景创立小建中汤，为甘味之品，盖取稼穑作甘之本以缓中焦之急，补其虚而设。小建中汤是在桂枝汤的基础上，倍用白芍以增益营血，重用饴糖温养脾胃。方虽为桂枝汤加味而成，但已变解肌祛风，调和营卫之方为温补里虚之剂。方中桂枝配炙甘草、大枣、饴糖辛甘化阳，以温脾胃之虚。白芍配炙甘草、大枣、饴糖酸甘益阴，滋养阴血。合生姜辛甘化阳，白芍与饴糖相伍，于补土中以伐木，缓肝气之横逆，

温中缓急以止痛。诸药相合，能使脾胃健运，补气养血，阴阳平调。由于本方有温中健脾之效，故取名“建中”。建中者，建立中气之意，脾胃居于中州，为气血生化之源，中气立则化源充，五脏皆可得养，故本方为补益中气，治疗五脏虚劳病的基本方。小建中汤使用的前提条件，一是有虚劳的表现，二是脘腹里急、喜温喜按。

［诊断要点］ 纳呆，疲乏无力，消瘦，面白无华，胃脘痛喜温喜按，左右腹直肌强硬或腹力弱，舌淡，苔薄白，脉弦、细、沉、弱。

2. 桂枝甘草龙骨牡蛎汤证

［条文］《伤寒论》:“火逆，下之，因烧针烦躁者，桂枝甘草龙骨牡蛎汤主之。”

［组方］ 桂枝（去皮）一两（3克）、甘草（炙）二两（6克）、牡蛎（熬）二两（6克）、龙骨二两（6克）。

［用法］ 上四味，以水五升，煮取二升半，去滓。温服八合，日三服。

［方证辨析］ 用于治疗因心阳虚损、心神浮越所致的虚证不寐。心阳虚损，不能温养神气，神无所倚，随心阳浮越，神不守舍，故见烦躁不安，不寐。心阳虚损，鼓动无力，气血不足，心失所养，故见心悸欲按，怵惕不安，或曰怔忡。此为惊而悸，活动后阳气更耗而使心悸加重、怵惕不安。舌淡苔白润、脉细弱为阳气亏损、气虚血少、脉道不充之象。

本证患者多为阳弱质，形寒怕冷，体倦神疲，发病后常见外寒较甚，易从寒化而伤阳气。这种体质的人，平素情志压抑，意志消沉，性格内向。本方为温阳镇潜之剂，方中桂枝辛甘助阳；甘草补中益气，二药相伍，则有辛甘合化、温通心阳之功。心阳得复，神有所依，则心烦、心悸自除。又以龙骨、牡蛎镇静安神，收敛固涩以潜镇浮越之心神而敛汗。四药相合，共奏温通心阳、重镇安神之功。

［诊断要点］ 烦躁不安，心悸欲按，怵惕不安，或不寐，舌淡苔白润，脉象虚数或细弱。

3. 干姜附子汤证

［条文］《伤寒论》："下之后，复发汗，昼日烦躁，不得眠，夜而安静，不呕不渴，无表证，脉沉微，身无大热者，干姜附子汤主之。"

［组方］ 干姜一两（3克）、附子（生用，去皮，切八片）一枚（5克）。

［用法］ 上二味，以水三升，煮取一升，去滓。顿服。

［方证辨析］ 用于治疗因阳虚所致的虚证失眠。干姜附子汤证的病机是阳虚里寒，它是甘草干姜汤证的进一步发展。烦躁和失眠的症状与甘草干姜汤证中的烦躁原因一致，都是由阳虚里寒导致人体神经得不到血液和津液濡养引起。阳虚里寒，则全身血运、水运不畅，从而导致血与津不足以营养全身，神经不得血与津的濡养，就会出现烦躁。而白天，因人体需要的血与津液更多，神经不得濡养的程度更加严重，所以就出现了"昼日烦躁"。夜里人体休息，身体需要的血和津液相对昼日较少，脑神经得到血与津的濡养就相对较多，所以就"夜而安静"。但是，神经得不到津液濡养的病理依然存在，所以就"不得眠"。干姜附子汤证的阳虚里寒程度要远比甘草干姜汤证严重，所以，它的烦躁和不得眠的症状要比甘草干姜汤证严重。干姜附子汤中附子强心、促血运、补阳虚，干姜温脏器、助血运、除里寒，对于附子和干姜来说，它们都是温热类药物，也都是作用于全身的药物，但是，这两者是有一定区别的。附子的功效是强心、促血运，它主要用于阳虚，对于人体的脏器来说，主要作

用于心脏、肾脏和血脉等；干姜则是温里祛寒，它的功效主要是祛寒，主要作用于肺、胃、肠、脾等。

［诊断要点］烦躁，厥逆，舌淡苔白，脉沉细或沉紧。

4. 黄连阿胶汤证

［条文］《伤寒论》：“少阴病，得之二三日以上，心中烦，不得卧，黄连阿胶汤主之。”

［组方］黄连四两（12克）、黄芩二两（6克）、芍药二两（6克）、鸡子黄二枚、阿胶三两（9克）。

［用法］上五味，以水六升，先煮三物，取二升，去滓。内胶烊尽，小冷，内鸡子黄，搅令相得。温服七合，日三服。

［方证辨析］用于治疗阴虚热扰所致的不寐。少阴包括心、肾，心为火脏，肾为水脏。生理情况下，心火下交于肾，则肾水不寒，肾水上济于心，则心火不亢，谓之心肾相交。邪犯少阴，可因患者的体质不同而有寒化和热化两大类。今少阴病虽得之二三日，即出现烦躁不得卧，又无下利厥冷等阴寒之象，是邪从热化。乃素体阴虚，邪从热化，致肾水不足以上济于心，心火亢旺，形成既阴虚又有火旺的局面。心烦不得卧，是最显著的心肾不交，水火失济的症状。心中烦是主要症状，不得卧是由于心烦导致，临证还常见口燥咽干，舌红少苔，脉细数等脉证。治疗需要滋阴与清火同用，以黄连阿胶汤为主方。黄连阿胶汤是滋阴降火的代表方，黄连、黄芩直折心火，以除炎上之热；阿胶、鸡子黄滋补肾阴而养营阴；芍药配芩连，酸苦涌泻而清火；芍药配阿胶、鸡子黄，酸甘化液以滋阴。诸药合用，滋肾阴而降心火，心肾交泰，水火既济而心烦不得卧诸证自除。

［诊断要点］心烦、失眠。口燥咽干，或手足心热，小便短黄。舌

红少苔，或舌绛无苔，脉细数。

5. 百合地黄汤证

［条文］《金匮要略》："百合病，不经吐、下、发汗，病形如初者，百合地黄汤主之。"

［组方］ 百合（擘）七枚（14克）、生地黄汁一升（80毫升）。

［用法］ 上先以水洗百合，渍一宿，当白沫出去其水，更以泉水二升，煎取一升，去。内地黄汁，取其一升五合，分温再服。中病，勿更服，大便当如漆。

［方证辨析］ 用于心肺阴虚、热扰心神所致的虚证失眠。运用本方辨证要点为百合病，病形如初者，即神志恍惚，神情不定，口苦，小便赤，大便干结不通，脉微数者。"不经吐下、发汗，病形如初者"即如虽经吐、下、发汗，但病形仍如初者也应使用百合地黄汤。这就是"有是证用是药""中病，勿更服"告诫医者用药应中病即止。服生地黄后易引起泄泻，且大便色黑，医生应该事先告诉患者，使患者有思想准备。百合地黄汤是治疗百合病之主方。百合病用百合，即因百合一味而疗此疾，因得名也。本方功能养阴清热，补益心肺。肺主行身之阳，肾主行身之阴。方中百合色白入肺，养肺阴而清气中之热；生地黄色黑入肾，益心营而清血中之热，去其滋腻之性，用生地黄汁补血凉血，凉则热毒消，补则新血生。气血既治百脉俱清，虽有邪气，亦必自下。服后大便如漆，为除热之验。泉水清热、利小便，二药合用，心肺同治，阴复热退，百脉因之调和，病自可愈。现代运用本方治疗各种神经症及自主神经功能失调、抑郁症、甲状腺功能亢进症、不寐、更年期忧郁症等。亦可用作热性病的善后调理。

［诊断要点］ 心烦，焦躁，失眠，若有神灵，莫可名状，神情恍惚，

坐卧不安，心悸不宁。口苦，小便黄赤，大便干结。舌红苔略黄或苔白腻。脉微数。

6. 百合鸡子黄汤证

［条文］《金匮要略》：“百合病，吐之后者，百合鸡子汤方主之。”

［组方］ 百合（擘）七枚（14克）、鸡子黄一枚。

［用法］ 上先以水洗百合，渍一宿，当白沫出，去其水，更以泉水二升，煎取一升，去滓。内鸡子黄，搅匀，煎五分，温服。

［方证辨析］ 运用本方辨证要点为百合病的基本脉证，兼见小便短涩，虚烦不眠，胃中不和。百合病本属阴液不足之病，本不应用吐法，若误认为痰涎壅滞而使用吐法，吐后肺胃阴伤，失于和降，故用百合鸡子黄汤。本方证是误吐后虚烦不眠，呕吐不止，以津伤燥热、肺胃气逆为主要病机的病证。具体表现为百合病本证未愈，又见虚烦不寐、胸中烦扰不安、胃气不和等，本方养阴除烦和胃，方中百合补益肺气，清肺养阴；鸡子黄滋润胃阴，和胃止吐。尤在泾言：“鸡子安五脏，治热疾。吐后脏气伤而病不去，用之不仅安内，亦且攘外也。”

［诊断要点］ 心烦，焦躁，失眠，若有神灵，莫可名状，神情恍惚，坐卧不安，心悸不宁。口苦，呕吐，小便黄赤，大便干结。舌红苔略黄或苔白腻。脉微数。

7. 酸枣仁汤证

［条文］《金匮要略》：“虚劳虚烦不得眠，酸枣仁汤主之。”

［组方］ 酸枣仁二升（48克）、甘草一两（3克）、知母二两（6克）、茯苓二两（6克）、川芎二两（6克）。

［用法］ 上五味，以水八升，煮酸枣仁，得六升，内诸药，煮取三升，分温三服。

［方证辨析］用于治疗肝血不足、虚热内扰所致的虚证失眠。《三因方》云：外热曰躁，内热曰烦。虚烦者外无热象，而有头目昏疼，口干咽燥，不渴不寐，皆虚烦也。以津液去多，五内枯燥，或营血不足，阳盛阴微。陆氏谓虚烦不得眠，亦神经衰弱之一种证候。人之睡眠，须血液流向下部，使脑中血少，方能入寐，即古人谓人卧则血归于肝也。病虚劳者，因营养不足而神经衰弱，于是神经常欲摄血以自养，欲眠时脑部仍见虚性充血，故虚烦不得眠也。本方证与栀子豉汤之区别：彼方身热有厚苔，腹有充血及炎性指征，本方见贫血虚弱，有心悸，多神经衰弱症，故称虚劳。方用酸枣仁以养肝阴，茯苓、甘草以宁心安神，知母以清热，川芎理血疏肝，共奏养阴清热、安神宁心之效。

［诊断要点］心烦、失眠，精神不足，面色无华。舌红苔薄白。脉弦细数。

8．甘草小麦大枣汤证

［条文］《金匮要略》："妇人脏躁，喜悲伤欲哭，象如神灵所作，数欠伸，甘麦大枣汤主之。"

［组方］甘草三两（9克）、小麦一斤（24克）、大枣十枚。

［用法］上三味，以水六升，煮取三升。温分三服，亦补脾气。

［方证辨析］用于治疗心阴不足、虚热内扰所致的虚证失眠。本方证为脏躁，属于情志之病。由于肝郁日久，气机不利，纳食减少，水谷之气不能生化气血，或忧思过度而心阴受损，以致脏阴不足而成。心失所养，神不守舍，故出现上述诸症。本方证两侧腹直肌挛急，右侧腹肌尤甚。或脐腹疼痛，胀满不舒，胀随矢气而稍减，或脐腹部有气痕攻动作痛，情志不舒则疼痛加重，用手扪之加重。此方证亦可用于体质阳盛阴衰，机体功能偏于亢进或呈虚性亢进者。多因先天禀赋不足、久病或

长期思虑烦劳，耗伤阴血，以及嗜酒、食辛辣肥甘温热之品或长期七情冲动，伤及肝胆所致。表现为阴弱质，则形瘦面苍；阳亢质，则形盛面红。平素喜凉怕热，性格偏于外向，易急躁、易渴，便干，尿赤，少眠，以往疾病多热性证候。方用酸枣仁以养肝阴，茯苓、甘草以宁心安神，知母以清热，川芎理血疏肝，共奏养阴清热、安神宁心之效。方后注“亦补脾气”，本方补心又补脾，所以可与小建中汤合用。

［诊断要点］ 精神恍惚，时常悲忧善哭，坐立不安，不能自主，烦躁，心悸神疲，甚则言行失常，呵欠频作。舌质淡苔薄白。脉弦细。

9. 肾气丸证

［条文］《金匮要略》：“问曰：妇人病，饮食如故，烦热不得卧，而反倚息者，何也？师曰：此名转胞，不得溺也。以胞系了戾，故致此病，但利小便则愈，宜肾气丸主之。”

［组方］ 干地黄八两（24克）、薯蓣（即山药）四两（12克）、山茱萸四两（12克）、泽泻三两（9克）、茯苓三两（9克）、牡丹皮三两（9克）、桂枝一两（3克）、附子（炮）一两（3克）。

［用法］ 上八味，末之，炼蜜和丸，梧子大，酒下十五丸，加至二十五丸，日再服。

［方证辨析］ 用于治疗肾气虚衰、气化失司所致的虚证失眠。肾气虚衰，膀胱气化失司，则水液停聚于下焦；小便不利，少腹拘急，浊气上逆而倚息，上气不能下通，则烦热不得眠。方用肾气丸补肾气，化气利小便。方中山药、山茱萸与干地黄相配，补肾填精；桂枝、附子温肾助阳，鼓舞肾气；泽泻、牡丹皮降相火以制虚阳，配茯苓以渗湿泄浊，通调水道。诸药相合，阴阳并调，补中有泄，服之则肾气充盛，诸症可解。

［诊断要点］ 腰痛脚软，身半以下常有冷感。精神不振，少腹拘急，小便清长，夜间多尿，或小便不利，消渴。舌质淡胖，苔薄白润，脉沉细，尺脉尤甚。

三、虚实夹杂

1. 桂枝去芍药加蜀漆牡蛎龙骨救逆汤证

［条文］《伤寒论》："伤寒脉浮，医以火迫劫之，亡阳，必惊狂，起卧不安者，桂枝去芍药加蜀漆牡蛎龙骨救逆汤主之。"

［组方］ 桂枝（去皮）三两（9克）、甘草（炙）二两（6克）、生姜（切）三两（9克）、牡蛎（熬）五两（15克）、龙骨四两（12克）、大枣（擘）十二枚、蜀漆（洗去腥）三两（9克）。

［用法］ 上七味，以水一斗二升，先煮蜀漆减二升，内诸药，煮取三升，去滓。温服一升。本云：桂枝汤，去芍药，加蜀漆、牡蛎、龙骨。

［方证辨析］ 本方用于治疗阳虚痰扰所致的失眠。《素问·生气通天论》云："阳气者，精则养神。"心主神志，心阳受伤，心神不得敛阳，则见神怯易惊、心悸、气短及烦躁等，加之心胸阳气不足，阴邪得以上乘阳位，则致水饮痰浊之邪乘虚扰心，心神失守，故见惊狂，卧起不安等症。由于证属心阳虚，心神不敛，复被痰扰所致，故宜温通心阳，潜镇安神，兼以涤痰。方用桂枝去芍药加蜀漆牡蛎龙骨救逆汤，本方为桂枝汤去芍药加蜀漆和大剂量牡蛎、龙骨而成。芍药因其为阴柔之品，不利于阳的恢复和痰浊的消散，故去之。方中桂枝甘草温通心阳；生姜、大枣补益中焦充化源，调和营卫以补心气，正是"心不足者，当和其营卫"之意，并能助桂枝甘草温复阳气；蜀漆涤痰散结，开清窍之闭塞；龙骨、牡蛎重镇潜敛以安浮越之心神。全方相合，共奏温通心阳，涤痰

安神，定惊除狂之效。

[诊断要点] 惊恐，烦躁，心悸，舌淡，苔薄白，脉细、弱。心悸，烦躁不安，惊狂，苔白润，脉虚数。

2. 栀子干姜汤证

[条文]《伤寒论》：“伤寒，医以丸药大下之，身热不去，微烦者，栀子干姜汤主之。”

[组方] 栀子（擘）十四枚（14克）、干姜二两（6克）。

[用法] 上二味，以水三升半，煮取一升半去滓。分二服，温进一服。得吐者，止后服。

[方证辨析] 本方证为栀子豉汤证的兼证，即兼中寒者。本方证常由于中焦脾胃阳气损伤，热陷胸中，寒留中焦，或素有脾胃虚寒，又感邪热，造成上热下寒之证，热陷胸膈，故身热不去而心胸烦热，脾胃虚寒，运化失职而见大便溏。中阳受损，虚寒内生，便可能出现下利、腹满疼痛等症。原文虽未明言这样的变化，但根据“医以丸药大下之”的治疗经过，以及主治方剂中用温中散寒的干姜，可以推知。误下不仅导致中寒，亦使表邪内陷化热，郁于胸膈，故尚可见身热、微烦等症。身热并非表邪未解，而是在里之郁热向外透发所致。本证上有郁热而下有虚寒，治之宜寒温并用，清上温下，用干姜汤。

[诊断要点] 心烦，失眠，发热，尿黄赤，腹痛，便溏。舌质红，苔黄。脉数、滑、弦、浮。

3. 小柴胡汤证

[条文]《伤寒论》：“伤寒五六日，中风，往来寒热，胸胁苦满，默默不欲饮食，心烦喜呕，或胸中烦而不呕，或渴，或腹中痛，或胁下痞硬，或心下悸，小便不利，或不渴，身有微热，或咳者，与小柴胡汤

主之。”

［组方］ 柴胡半斤（24克）、黄芩三两（9克）、人参三两（9克）、半夏（洗）半升（12克）、甘草（炙）三两（9克）、生姜（切）三两（9克）、大枣（擘）十二枚。

［用法］ 上七味，以水一斗二升，煮取六升，去滓。再煎取三升，温服一升，日三服。若胸中烦而不呕者，去半夏、人参，加瓜蒌实一枚；若渴，去半夏，加人参合前成四两半，瓜蒌根四两；若腹中痛者，去黄芩，加芍药三两；若胁下痞硬，去大枣，加牡蛎四两；若心下悸，小便不利者，去黄芩，加茯苓四两；若不渴，外有微热者，去人参，加桂枝三两，温覆微汗愈；若咳者，去人参、大枣、生姜，加五味子半升，干姜二两。

［方证辨析］ 本方治疗少阳经气不利、疏泄失司所致的失眠。足少阳之脉，下胸中，贯膈络肝属胆，循胁里。邪犯少阳，经气不利，故见胸胁苦满。肝胆气郁，疏泄失职，故神情默默而寡言少语。胆热内郁，影响脾胃脾失健运则不欲饮食。胆火内郁，上扰心神则心烦、失眠。胆热犯胃，胃失和降则喜呕。以上诸症再加之口苦、咽干、目眩，称为小柴胡汤证的“八大主症”，充分反映少阳病胆热内郁，枢机不利，脾胃失和的病理特点，治当和解少阳，畅达气机，使邪去病解，方用小柴胡汤。小柴胡汤为和解少阳之主方。方中柴胡气质轻清，味苦微寒，疏解少阳郁滞，使少阳气郁得达；黄芩苦寒，气味较重，清泄少阳邪热，使少阳火郁得清。二者合用，外透内泄，疏解少阳半表半里之邪。柴胡、黄芩剂量分析，柴胡重于黄芩，其外透之力强于内泄之功。半夏生姜调和胃气，降逆止呕。人参、炙甘草、大枣益气和中，扶正祛邪，使中土健旺，不受木邪之害。方中既有柴芩苦寒清降，又有姜夏辛开散邪，复有参枣

草之甘补调中。药共七味，相辅相成，寒温并用，升降协调，攻补兼施，有疏利三焦，调达上下，宣通内外，和畅气机之作用，故为和解之良方。本方用去滓再煎之法，乃因方中药性有寒温之差，味有苦、辛、甘之异，功用又有祛邪扶正之别，去滓再煎可使诸药气味醇和，有利于透邪外达，而无敛邪之弊，正如徐灵胎云："再煎则药性和合，能使经气相融，不复往来出入。"

［诊断要点］ 口苦、咽干、目眩，呕吐、腹痛、便秘，咳、悸、渴、小便不利、水肿、黄疸，失眠、烦躁、惊悸、焦虑、抑郁。

4. 芪芍桂酒汤证

［条文］《金匮要略》："问曰：黄汗之为病，身体肿（一作重），发热汗出而渴，状如风水，汗沾衣，色正黄如药汁，脉自沉，何从得为之？师曰：以汗出入水中浴，水从汗孔入得之，宜芪芍桂酒汤主之。"

［组方］ 黄芪五两（15克）、芍药三两（9克）、桂枝三两（9克）。

［用法］ 上三味，以苦酒一升，水七升，相和，煮取三升，温服一升，当心烦，服至六七日乃解。若心烦不止者，以苦酒阻故也。

［方证辨析］ 本方用于治疗湿滞阳郁、营卫失和所致的失眠。本证之身体肿，因肌表郁水多，肌表之郁水，盖因正气之衰弱，故黄芪用之独多。发热是因气血之郁滞，今因发热而汗出，因汗出而渴，故曰发热汗出而渴。风水之证，身肿，脉浮汗出，虽与本证近似，而本证脉沉，风水汗不黄为异。本证因阳气不宣，故虽发热而脉仍沉，云自沉者，即指脉本身不能浮出，非有物所阻而沉也。水入汗孔侵入，郁遏汗液，阻碍营卫运行，水湿留于肌腠，卫郁不能行水，故全身浮肿；营郁而热，故湿热成黄，心烦不得眠；湿热外蒸，故"发热，汗出""汗沾衣，色正黄如汁"。气不化津，津不上承，故口"渴"。卫阳不利，故"脉自沉"。

治以方中桂枝通阳行卫，芍药益阴和营，黄芪益气固表，煮以苦酒，取其酸以止汗。诸药合力，则肿消汗止黄亦去矣。黄汗病与风水病相似，但风水脉浮而黄汗脉沉，风水恶风而黄汗不恶风，此其不同之点。其汗沾衣，色正黄如柏汁，为黄汗病的特征。

［诊断要点］ 汗出沾衣，色正黄如柏汁，浮肿，同时可兼有发热，骨节疼痛、胸中窒、暮躁不得眠。

5. 桂枝加黄芪汤证

［条文］《金匮要略》:“黄汗之病，两胫自冷；假令发热，此属历节。食已汗出，又身常暮盗汗出者，此劳气也。若汗出已反发热者，久久其身必甲错；发热不止者，必生恶疮。若身重，汗出已辄轻者，久久必身动，即胸中痛，又从腰以上必汗出，下无汗，腰髋弛痛，如有物在皮中状，剧者不能食，身疼重，烦躁，小便不利，此为黄汗，桂枝加黄芪汤主之。”

［组方］ 桂枝三两（9克）、芍药三两（9克）、甘草二两（6克）、生姜三两（9克）、大枣十二枚、黄芪二两（6克）。

［用法］ 上六味，以水八升，煮取三升。温服一升，须臾，饮热稀粥一升余，以助药力，温服，取微汗；若不汗，更服。

［方证辨析］ 用于治疗营卫不和、水湿郁滞所致的失眠。湿就下而流关节，故黄汗病两胫冷。若两胫热，则属历节，历节必兼寒邪，周身亦发热。其食已汗出者，为胃气外泄。暮而盗汗，为营气内虚，均属虚劳之证。汗出色不黄，非黄汗也。若汗出已，而热不为汗衰，反发热不止，在外则铄皮肤而枯槁，在内则溃脉烂筋而生恶疮也。夫湿盛则身重，汗出湿去则身轻，汗出湿虽去而正气亦必损，久久散阳，故阳衰而身胸痛。上焦阳虚则腰以上汗出，下焦湿盛而为腰髋弛痛，湿滞皮肤，故如

有物在皮中状，剧则湿内蓄伤脾而不能食，肌外伤而身体疼重。若烦躁，小便不利者，是水气无从出也，蕴蓄肌中则为黄汗。劳气、甲错、恶疮虽与黄汗有异，亦皆本方所主。血痹虚劳篇之黄芪桂枝五物汤、黄芪建中汤，药物皆相似。外科以黄芪为排脓生肌之剂，可以知矣。即桂枝汤原方加黄芪二两。本方与前方芪芍桂酒汤皆主黄汗，前方有肿而本方不肿，前方汗必黄而本方汗不必黄也。《腹证奇览》言："冲逆，头项强急，胸前缺盆处亦有凝结者水气从胸上聚于头项，肌肤不润而失于淖泽，甚则肌肤甲错，腠理不固。此乃阳气未盛，正气未达皮肤，升降失司，表虚下衰、属桂枝加黄芪汤证。其腹证大抵同于桂枝汤证，而此证尤宜用循（扪）诊法以审肌肤。……简而言之，以手掌平按于肌肤，从胸至腹，轻循数遍，便可察肌肤正气之兴衰。肌肤湿润充实者，则为正气旺盛；肌肤干涩粗糙者，则为腠理不固。尤以胸肺间隐隐有水气者，则有胀满之证，水气由此上犯，从肩背、颈项至头部受邪，或在肩背发为酒刺样细疹。"

［诊断要点］ 身重（或肿），汗出色黄沾衣，烦躁，小便不利，脉沉迟。

6. 猪苓汤证

［条文］《伤寒论》："少阴病，下利六七日，咳而呕渴，心烦，不得眠者，猪苓汤主之。"

［组方］ 猪苓（去皮）、茯苓、阿胶、滑石（碎）、泽泻各一两（3克）。

［用法］ 上五味，以水四升，先煮四味，取二升，去滓。内阿胶烊消。温服七升。日三服。

［方证辨析］ 本方用于治疗水热互结所致的失眠。少阴病下利，当

有寒热之分，本条下利，伴有心烦，不得眠，则当属少阴热化之证。水气为患，流动不居，偏渗于大肠，则下利；水气上逆射肺，则咳；水气上逆犯胃，则呕；水气内停而津不能上布，则渴；阴虚有热，上扰神明，则心烦不得眠。结合223条“脉浮发热，渴欲饮水，小便不利者，猪苓汤主之”。知本条必具有小便不利症。本条叙证与阳明病猪苓汤证虽有不同，但其病机相同，故都可以用猪苓汤清热滋阴利水。本证的心烦不得眠，虽与黄连阿胶汤相似，但黄连阿胶汤证以肾水不足，心火独亢为主；本证虽有阴虚阳亢，但以水气不利为主，故心烦不得眠与下利、咳而呕渴等水气运化失常的病症同时出现。治以养阴清热利水之法，方用猪苓汤。猪苓汤由猪苓、茯苓、泽泻、阿胶、滑石组成，猪苓、茯苓、泽泻甘淡渗泄以利水；滑石甘寒，清热利窍，既能清热，又能利水；阿胶甘平，滋阴润。诸药合用，有清热利水、育阴润燥之功。

［诊断要点］ 发热，口渴，小便不利，脉浮，或见下利，咳而呕，心烦不得眠。舌红少苔或少津，脉细数。

7. 白虎加人参汤证

［条文］《伤寒论》：“伤寒无大热，口燥渴，心烦，背微恶寒者，白虎加人参汤主之。”

［组方］ 知母六两（18克）、石膏（碎）一斤（48克）、甘草（炙）二两（6克）、粳米六合（18克）、人参三两（9克）。

［用法］ 上五味，以水一斗，煮米熟，汤成，去滓。温服一升，日三服。

［方证辨析］ 本方治疗热盛伤津导致的失眠。口燥渴，心烦知热已入阳明也。虽有背微恶寒一证，似乎少阴，但少阴证口中和，今口渴，是口中不和也。背恶寒非阳虚，恶寒乃阳明内热熏蒸于背，汗出肌疏故

微恶之也。主白虎汤，直走阳明，大清其热。白虎汤证由皮肤尽量放散体温，其肌表之热有的反不如麻黄、大青龙之盛，是以言肌表无大热，非谓病无大热也。本病表无大热，里有大热，故口燥渴，心烦，甚至失眠。今里热向外放散，体温与气温相差过远，故恶寒。其恶寒独见于背，并非周身，且恶寒甚微，与太阳之恶寒不同，为白虎加人参汤主治之证。方中石膏辛甘寒，清肺胃之邪热；知母苦寒而润，清阳明胃热，生津除烦而止渴；人参益气而生津；粳米补中益气而生津，与人参相伍，使津复热退；炙甘草补气和中，并制知母、石膏苦寒之性，调和诸药。

［诊断要点］ 发热，口渴，汗出，烦躁，舌质燥，舌色红，舌苔黄，脉洪数。

参考文献

[1] 刘力红. 思考中医对自然与生命的时间解读［M］. 2版. 桂林：广西师范大学出版社，2003.

[2] 柯琴. 中国医学大成七：伤寒［M］. 上海：上海科学技术出版社，1990.

[3] 林盛进. 伤寒六病讲稿：第三册［M］. 北京：中国中医药出版社，2022.

[4] 吴润秋. 中医经典精读精讲［M］. 广州：广东科学技术出版社，2021.

[5] 周岳君，谢微杏，王宝庆. 半夏厚朴汤［M］. 北京：中国中医药出版社，2020.

[6] 畅达，李祥林，南晋生. 中医药畅销书选粹仲景活法汤方辨证及临床［M］. 北京：中国中医药出版社，2012.

[7] 关庆增. 伤寒论方证证治准绳［M］. 大连：大连出版社，1998.

[8] 张文选. 温病方证与杂病辨治［M］. 北京：中国医药科技出版社，2017.

[9] 陈慎吾. 陈慎吾详解伤寒论方证与药证［M］. 郑州：河南科学技术出版社，2020.

[10] 稻叶克，和久田寅. 腹证奇览［M］. 梁华龙，陈玉琢，陈宝明，译. 北

京：中国中医药出版社，2017.
[11] 黄元御. 伤寒说意白话解 [M]. 北京：人民军医出版社，2015.
[12] 肖相如. 肖相如伤寒论讲义 [M]. 2版. 北京：中国中医药出版社，2022.
[13] 张谷才. 金匮方解中医教学经典备课笔记 [M]. 上海：上海科学技术出版社，2023.
[14] 刘翔. 伤寒简论从圆运动中解伤寒 [M]. 北京：中国中医药出版社，2021.
[15] 张长恩. 中国汤液方证张仲景方证学 [M]. 北京：人民军医出版社，2005.
[16] 何清湖. 金匮要略与临床案例 [M]. 太原：山西科学技术出版社，2019.
[17] 张清苓. 金匮要略心典译注 [M]. 北京：中国人民大学出版社，2010：39.
[18] 殷晓明. 六经辨证原理及临证 [M]. 北京：中国医药科学技术出版社，2023.
[19] 陈慎吾. 陈慎吾金匮要略讲义 [M]. 北京：中国中医药出版社，2019.
[20] 畅达，李祥林，南晋生. 仲景活法汤方辨证及临床 [M]. 3版. 北京：中国中医药出版社，2021.
[21] 张长恩. 伤寒论临证指南 [M]. 北京：中国中医药出版社，2011.
[22] 王庆国. 伤寒论选读新世纪 [M]. 4版. 北京：中国中医药出版社，2016.
[23] 姜建国. 伤寒论讲义 [M]. 上海：上海科学技术出版社，2009.

第五节　针灸推拿治疗高原性失眠

一、针灸治疗高原性失眠

（一）针灸治疗高原性失眠的优势

1. 应对高原性失眠的需求与现实背景　随着越来越多的人因工作、旅游、科研等原因进入高原，许多人因高原的特殊环境而产生失眠症状。

高原地区的空气稀薄、氧气含量低，导致人体难以适应，进而引发高原反应，其中失眠是最为常见的症状之一。高原性失眠直接影响身体的恢复与适应能力，它不仅困扰了短期进入高原的人群，也给长期居住在高原的居民带来巨大困扰。高原地区通常地理位置偏远，交通不便，医疗资源相对匮乏。许多进入高原的人群，尤其是在偏远地区的游客、科研人员和驻守人员，难以立即获得充分的医疗救助或药物治疗。高原性失眠虽非直接威胁生命的急症，但长期得不到有效缓解，会影响个人的整体健康状况，降低工作和生活质量。因此，如何在资源有限的情况下提供一种安全、便捷、有效的治疗方式，成为应对高原性失眠的关键任务。针灸作为一种无须药物的治疗手段，因其操作简便、设备要求不高，特别适合在这些条件相对有限的地区推广应用。与药物治疗相比，针灸不需要大量医疗设备或药物储备，只需通过专业人员操作即可实施治疗，因此在交通不便、医疗条件有限的高原地区，针灸是一种理想的治疗选择。

2. 针灸作为非药物疗法的安全优势　与传统药物治疗不同，针灸不涉及药物成分的摄入，因此患者无须担心药物带来的副作用，如药物成瘾、耐药性或不良反应等问题。特别是在高原环境中，身体状态本就处于适应过程中，药物治疗可能增加身体负担，甚至引发副作用。而针灸作为一种自然疗法，通过刺激特定的穴位进行调理，避免了这些潜在风险。药物治疗常伴随着对药物依赖和副作用的担忧，容易给患者带来一定的心理压力。而针灸不涉及任何化学药物，通过非侵入性的方法进行调理，给患者带来更加自然和温和的治疗体验。这种无药物负担的治疗方式，可以帮助患者在治疗过程中保持轻松的心态，减少不必要的心理负担，增强治疗的舒适感。此外，针灸疗法的安全性高，且多次实践证明其有效性，能够进一步增强患者对治疗的信任感，从而提高依从性。针灸由于其无副作用、无药物依赖性，特别适合长期治疗和调理。对于需要长期在高原工作或生活的人群，针灸可以作为一种持续调理身体、缓解失眠的安全选择。患者无须担心长期用药可能带来的健康风险，能够安心接受治疗，从而更好地适应高原环境。这种安全、自然的疗法为高原性失眠患者提供了一种有效且可持续的治疗选择，尤其适合长期高原生活或工作的群体。

3. *针灸治疗高原性失眠的明确疗效* 针灸治疗高原性失眠具有明确的疗效，已得到多项研究和临床实践的支持。中国针灸学会于2014年发布的《循证针灸临床实践指南：失眠》明确指出，针灸在治疗失眠症方面疗效显著。这一指南为针灸治疗失眠提供了权威依据，也肯定了其作为一种非药物疗法的优势。针对高原性失眠的临床研究同样表明，针灸在改善患者睡眠质量、调节神经系统，以及缓解因高原缺氧导致的失眠症状方面，具有非常明确的治疗效果。针灸通过刺激特定穴位，能够调节神经系统的功能，改善因高原缺氧导致的自主神经失调，从而有效缓解失眠。此外，针灸还能够改善气血循环，促进血液中氧含量的提升，帮助身体更好地适应高原环境。相关研究表明，针灸在治疗伴随高原性失眠的其他症状如头痛、乏力和注意力不集中等方面同样具有显著效果。针灸不仅可以调节患者的身体功能，还通过提高患者的血氧水平，帮助其适应高原环境，减少失眠的发生频率。故针灸在治疗高原性失眠方面的疗效明确，既通过临床研究得到了科学验证，也得到了循证指南的权威认可。这一治疗方法不仅安全有效，还能够帮助患者在高原环境中更好地调节身心状态，提高对环境的适应能力，减少失眠困扰。

4. *针灸治疗过程中的心理支持与互动* 针灸治疗高原性失眠的独特

优势不仅体现在生理调理上，更体现在治疗过程中的心理支持与医生和患者的互动上。针灸作为一种操作性疗法，治疗时间通常较长，每次治疗持续30分钟到1小时不等。与药物治疗不同，针灸需要医生亲自操作并密切观察患者的反应，这为医生和患者提供了更多的交流机会。在治疗过程中，医生通过与患者的沟通，能够深入了解患者的心理状态、焦虑程度，以及失眠的具体原因，进而根据这些信息调整治疗方案。这种互动不仅帮助患者从生理上得到治疗，也为他们提供了重要的心理和情感支持。特别是对初次进入高原的人员，他们往往会因高原反应和环境变化产生焦虑和紧张情绪。通过治疗中的交流，医生可以向患者解释高原反应的原因及针灸的治疗原理，缓解他们对身体状况的疑虑，帮助他们更好地适应环境。

高原性失眠不仅与身体对缺氧环境的应激反应有关，还常伴随着心理因素，如对陌生环境的恐惧和对失眠的担忧。在针灸治疗过程中，医生通过与患者的沟通，不仅可以帮助他们了解身体的反应机制，还能缓解心理上的紧张感。通过这种心理安抚，患者的焦虑得以缓解，进而促进身体的放松和睡眠质量的改善。这种面对面的互动不仅帮助患者减轻了心理负担，还增强了他们对针灸疗法的信任感，使治疗更为有效。且针灸治疗一般需要多次进行，治疗周期较长，这为医生和患者建立起长期的信任关系提供了条件。随着治疗的深入，患者逐渐对针灸的效果有了更深的认识，睡眠质量的逐步改善也让患者的信心大增。这种正向反馈使患者更加愿意配合治疗，进一步提升了疗效。通过多次互动，医生不仅帮助患者缓解了生理上的失眠症状，还通过持续的心理支持，减少了患者的焦虑和不安，增强了他们对针灸疗法的依赖性和积极性。此外，针灸疗法还具备提供个性化心理干预的能力。由于每位患者对高原环境的适应程度和心理反应不同，医生可以根据患者的个体情况，制定针对性的心理干预策略，帮助他们更好地适应高原环境。这种个性化的心理支持能够有效减轻患者的紧张情绪，使他们在治疗过程中保持积极的心态，更好地应对高原环境带来的身体和心理压力。

因此，针灸治疗高原性失眠的优势不仅在于其对生理失眠症状的有效调理，更在于治疗过程中的心理支持与互动。通过医生与患者的持续交流，患者的焦虑和心理压力得以减轻，信任感逐步建立，最终提升了整体疗效。这种结合生理和心理治疗的综合方法，尤其适用于高原环境下的失眠治疗，为患者提供了全方位的健康支持。

针灸治疗高原性失眠的优势非常明显，它不仅操作简便、安全可靠，还具有明确的疗效，尤其适合在高原医疗资源有限的情况下开展治疗。针灸通过非药物的方式解决高原性失眠问题，避免了药物的不良反应，且在治疗过程中还能为患者提供心理上的支持与安抚。这样一项兼具生理和心理双重效果的治疗方式，值得在高原性失眠的防治中得到广泛的推广和应用。

（二）针灸治疗高原性失眠的常见方法

针灸治疗高原性失眠有较好的疗效，但在治疗前应完善各种检查以明确病因。如由发热、咳喘、疼痛等其他疾病引起者，应同时治疗原发病；因一时性情志不舒、生活环境改变，或因饮用浓茶、咖啡和服用药物等引起，一般有明显诱因，且病程不长。一过性失眠不属病态，可通过身体自然调节而复常。老年人虽少寐早醒，而无明显痛苦，属生理现象。在临床上应加以鉴别。

针灸治疗失眠古代即有记载，并总结多种穴位处方。根据临床观察，大多数的失眠患者神经较为敏感，患者在接受针刺时，容易紧张，因此除针刺外，还采用耳针、头针等多种方法治疗本病。此外，介入时机对针灸治疗失眠的疗效影响较大，原则上，治疗时间应尽量接近夜间就寝时间，但限于就诊条件，这一要求很难达到，此种情况下建议患者尽量下午进行治疗。如果患者只能上午就诊则建议针灸治疗后午休时间不宜过长，以30分钟到1小时为宜。从病程来说，一般急性失眠、亚急性失眠建议每天治疗1次，慢性失眠则建议隔日治疗1次，但具体治疗频率也需要参考不同疗法本身的特点。

1. 毫针疗法　经络辨证是以经络理论为基础，根据疾病的症状表现，辨别病邪所在的经络、病变的性质和趋势，从而指导临床取穴和治疗的一种方法。经络辨证施治是针灸治疗的精髓。针灸治疗高原性失眠可在经络辨证的基础上，按患者主诉症状进行针对性治疗。高原性失眠针灸临床治疗讲究心脑神三者调节，多认为与督脉、任脉、阴阳跷脉、手少阴心经及手厥阴心包经、手少阳三焦经、足太阳膀胱经等有关。

（1）督脉：督脉为“阳脉之海”，与各阳经相通，参与调理全身阳气的消长平衡，其行走于身后，沿脊柱而上，手足六阳经均交汇于大椎穴而与督脉贯通；带脉出于十四椎下；阳维脉与督脉交于风府、哑门等穴；阳跷脉通过足太阳与督脉风府相通，且督脉分支与任脉相通，故督脉既主一身之阳气，又络一身之阴气。

同时，督脉与心脑的联系也十分密切。《素问·骨空论》记载，“督脉者起于下极之俞，并于脊里，上至风府，入属于脑”及“其少腹直上者，贯脐中央，上贯心”，说明督脉贯心入脑，在调节心脑功能中发挥重要作用。此外，督脉及其络脉与足太阳膀胱经相通，借助背部腧穴调节脏腑功能活动。

［主穴］ 百会、风府、神庭、印堂、大椎、神道。

［操作］ 患者俯卧，若阳盛，取百会逆督脉循行方向平刺1寸，若阴盛，取百会顺督脉循行方向平刺1寸；印堂正对鼻尖处平刺约0.5寸。以睡前两小时，患者处于安静状态下治疗为佳。

［方义］ 百会为诸阳之会；印堂虽为奇穴，但在督脉循行上，可调节阴阳；大椎为手足三阳与督脉相交会处；风府是督脉与阳维脉、阳跷脉相通处；神庭为“神者志之渊也”，可调神醒脑；神道应心，心藏神，穴主神，可宁心安神。

（2）任脉：任脉为“阴脉之海”，其起于胞中，行于腹部正中线，经咽喉，环绕口唇，与督脉交会于龈交穴，与足三阴经于中极、关元交会，与阴维脉交会于天突、廉泉，与六阴经在胸腹部相贯通。针刺任脉，可以协调阴阳，调节五脏。

［主穴］ 膻中、下脘、阴交、气海、关元。

［操作］ 患者仰卧位，常规消毒后，膻中平刺0.3～0.5寸，其余各穴直刺，行平补平泻手法，留针30分钟，若患者治疗期间入睡，可适当延长留针时间。

［方义］ 膻中为臣使之官，心包募穴，可治气分之症；下脘为足太阴经与任脉之交会穴；阴交为冲脉、任脉、肾经三经之交会；气海与肺气关系密切，为腹部纳气之根本，助全身百脉沟通；关元为任脉与足三阴经之交会，为阴阳元气交关之处。

（3）阴阳跷脉：阴跷、阳跷两脉皆起于足跟，会合于睛明，两脉对全身纵向联系。李时珍于《奇经八脉考》中言“阳跷主一身左右之阳，阴跷主一身左右之阴”。《灵枢·寒热病》曰“阳气盛则瞋目，阴气盛则瞑目”，阴阳跷脉的盛衰对睡眠活动最为密切，阳跷主动，阳跷脉盛，主目张而不欲睡；阴跷主静，阴跷脉盛，主目闭而欲睡。

［主穴］ 申脉、照海。

［操作］ 患者仰卧位，常规消毒后，两穴均直刺0.3～0.5寸。

［方义］ 申脉、照海为针灸临床治疗失眠的常用穴位，其分别为阳跷脉、阴跷脉之脉气所发，且均为八脉交会穴，两穴联合使用，可调节阴阳跷脉，阴平阳秘以治失眠。

（4）手少阴心经及手厥阴心包经：手少阴心经无穴通道上达头面——“从心系，上挟咽，系目系”，心经经气可循经上行于头，联结眼后，内连于脑，与心、脑、目密切相关。而手厥阴心包经作为手少阴心经之配合，起于胸中，出属心包，“心包代心行事”，两经配合针刺，可调节心神，以安神助眠。

［主穴］ 大陵、内关、神门、通里。

［操作］ 患者仰卧位，常规消毒后，内关直刺0.5～1.5寸，其余三穴均为直刺0.3～0.5寸。

［方义］ 大陵为手厥阴心包经腧穴，其穴名有长眠安息之义，穴在掌根阜起处，亦陵丘之象，针刺此穴可使人寐；内关为手厥阴之络穴，八脉交会穴，可宁心安神；神门为心经原穴、输穴，是心经的主要穴位；通里为手少阴之络穴，凡涩滞抑郁所生者，针此穴以通为治。

（5）手太阴肺经及手少阳三焦经：手太阴肺经“行少阴心主之前”，心经“复从心系却上肺”，两经于胸中交会。肺主气，心主血，高原低压低氧环境致肺气受损，肺失治节影响心血运行，心神失养，而发不寐。三焦者，元气之别使也，元气通过三焦布散至五脏六腑，推动脏腑功能。而三焦分上中下，“上焦如雾，中焦如沤，下焦如渎”，三焦的气化功能贯穿水谷代谢全程，气机不畅则水液、精微输布失常。且手少阳经主“气”所生病，其外经病症包括耳聋、嗌肿、喉痹、汗出、目锐眦痛等。高原性失眠除一般的经络病变外，高原环境之肺气受损的同时会扰乱三焦气机，导致“上焦不宣、中焦不运、下焦不固”。故针刺三焦经可调节气化功能，改善睡眠。

［主穴］ 太渊、列缺、外关、阳池。

［操作］ 患者仰卧位，常规消毒后，太渊穴避开桡动脉，直刺0.3～0.5寸，列缺穴针尖向肘斜刺入0.2～0.5寸，外关直刺1～1.5寸，阳池直刺0.3～0.5寸。

［方义］ 太渊为手太阴肺经之原穴、输穴，也是八会穴之脉会，可补肺益气；列缺为手太阴之络穴，与手阳明相互沟通，致本经之气得过阳明而上达头脑；外关与内关穴相对，为手少阳之络，得手厥阴过经来会之气；阳池为三焦经之原穴，原，本源也。

（6）足太阳膀胱经：足太阳膀胱经是循行路径最长、联系脏腑组织最多的经脉，与脑、督脉、五脏俞关系密切。足太阳膀胱经“从颠入络脑，还出别下项”“督脉者，起于下极之俞，并于脊里，上至风府，入属于脑”，可见足太阳经循行入脑且督脉分支与膀胱经相通。同时五脏俞穴位于膀胱经腰背部第一侧线。五脏功能失调均可导致不寐，故针刺膀胱经可阴平阳秘、五脏调和、神志得安。

［主穴］ 五脏俞、膈俞

［操作］ 患者俯卧位，常规消毒后，肺俞、心俞、肝俞、膈俞、脾俞均斜刺0.5～0.8寸，肾俞直刺0.5～1寸。

［方义］ 五脏俞为五脏精气在膀胱经的输注之处，刺之以调节脏腑功能；膈俞为八会穴之血会，凡属血瘀者，均可刺之。

2. *艾灸疗法* 灸法通过温热和药物刺激皮肤，达到治疗疾病的效果，其主要作用是激发和提升人体的阳气、促进血脉流通。灸法常用于治疗虚弱体质及因胃气失调引发的失眠。它具有激发阳气、滋养阴血、疏通血脉、调节阴阳平衡、安神定心的功效，同时操作简便，易于掌握。临床以悬灸和温针灸多见。

［主穴］ 百会、心俞、肾俞、神门、涌泉。

［配穴］ 面色萎黄，健忘多梦加脾俞、足三里；畏寒肢冷加命门、腰阳关；心悸不安，易惊醒加胆俞、关元。

［操作］

（1）悬灸：一般选用艾条温和灸，每个穴灸5～10分钟（可双侧同时进行），使局部红热，皮肤深层有温热感，每天睡前1次。也可在上背部用灸盒施灸，每次15～30分钟，以局部潮红，热透至内为度。若失眠较顽固，可在上述穴直接进行麦粒灸，每穴灸3～5壮，以患者略感灼烫，但又可以忍受为度，1周2次或更多。

（2）温针灸：温针灸是一种将针刺和艾灸结合使用的疗法，适用于既需要针刺留针，又需要施行艾灸的疾病。在操作过程中，当针刺到达得气状态后，将针留置在适当深度，随后在针柄上插入约1.5厘米长的艾条点燃进行艾灸；或者在针尾捏少许艾绒点燃，待艾绒完全燃尽后，清除灰烬，再取出针具。这是一种操作简便的针灸结合疗法。艾绒燃烧时产生的热量通过针体传入体内，结合针刺和艾灸的效果，起到治疗作用。在应用该方法时，需特别注意防止艾火脱落，以免烫伤皮肤或损坏衣物。为安全起见，灸疗时要求患者保持静止，并在施灸部位下方垫上纸片，防止艾火掉落造成烫伤或烧损衣物。

施灸穴位通常应选择肌肉相对丰厚的区域，避免在骨骼突出或皮肉较薄的部位施灸，这样能够更好地吸收艾灸的温热效应。

3. 耳穴疗法　耳穴通过刺激耳廓上的特定穴位治疗疾病的一种方法。高原性失眠往往与自主神经紊乱有关，耳穴可以作用于大脑中的神经中枢系统，通过调节神经系统的兴奋与抑制，起到安神助眠的效果，促进身心放松，帮助改善睡眠。高原反应包括头痛、失眠、焦虑等症状。耳穴通过刺激神门、皮质下、肝等穴位，可以有效调节大脑供氧，缓解由于缺氧引发的神经系统兴奋和焦虑，从而减轻失眠的症状。

[主穴] 皮质下、神门、内分泌、交感。

[配穴] 烦躁易怒加肝、胆穴；舌红苔黄腻，脉滑数加心、脾、胃穴；潮热盗汗加心、肝、肾穴；面色萎黄，健忘多梦加心脾穴；心悸不安，易惊醒加心、脾、胆穴。

[操作] 压丸所选材料可选王不留行籽、油菜籽、莱菔子等。每次取穴3～5个，局部消毒后，将王不留行籽粘贴在0.5cm×0.5cm大小的胶布中央，然后贴敷于耳穴上，适当按压使耳发热、胀痛，每日按压数次，每次每穴1～2分钟，两耳交替，3天更换。

4. 头针疗法　头针又称“头皮针”，是一种结合了传统针灸和现代神经解剖学原理的针灸疗法。它通过在头皮上特定的区域进行针刺，以调节大脑功能、治疗神经系统和其他相关疾病。头皮针基于中医经络理论，同时与大脑皮质的功能区相对应，通过刺激头皮上的特定部位来影响大脑的神经活动，起到治疗和调理的作用。

[主穴] 额中线、额旁一线。

[配穴] 烦躁易怒加额旁二线、期门、肝俞；舌红苔黄腻，脉滑数加额旁二线、丰隆、内庭；潮热盗汗加额旁三线、太溪、神门；面色萎黄，健忘多梦加额旁二线、三阴交、脾俞；心悸不安，易惊醒加额旁二

线、心俞、胆俞。

［操作］ 取额中线和额旁一线均以针尖向下，倾斜针体约30°沿皮下进针，进针得气后快速捻转不提插，持续20～30秒，留针40分钟甚至次晨自行取针。体针针刺时视其病机，于得气后行补泻手法，留针30分钟后取针，每5日为一个疗程，然后停针2天，再行下一疗程治疗。

5. 其他疗法

（1）穴位注射法：又称水针，是选用某些中西药物注射液注入人体有关穴位，以防治疾病的方法。它是在针刺腧穴治疗疾病的基础上，结合药物的药理作用，提高疗效。一般根据针灸治疗时的处方原则辨证取穴，选穴宜精，以1～2个穴位为妥，最多不超过4个，并宜选取肌肉较丰满的部位。

常用药液有三类，即中草药制剂、维生素类制剂及其他常用药物制剂。可根据患者病情需要适当选择。如心脾两虚型失眠，可选用中草药制剂，如复方当归注射液、生脉注射液、人参注射液等；痰热内阻型失眠，可选用鱼腥草注射液等。

［操作］ 根据所选穴位的部位不同及用药剂量的差异，选择比较合适的注射器及针头。局部常规消毒，常规肌内注射法刺入穴位，然后慢慢推进或上下提插，待针下有得气感后，回抽一下，若回抽无血，即可将药推入。根据穴位所在部位与病变组织的不同，决定针刺角度和注射的深浅。

（2）皮肤针法：将多支不锈钢短针集成一束，叩刺人体体表指定部位（皮部）的治疗方法，属丛针浅刺法。皮肤针法由古代“半刺”“浮刺”“毛刺”发展而来。人体皮部是十二经络在体表的分布，用皮肤针叩刺皮部可以通过络脉作用于脏腑经脉，促进机体功能恢复。

［主穴］ 背部督脉、背部第5～7胸椎两侧、膀胱经第一侧线、头部膀胱经、胆经循行线。

［配穴］ 烦躁易怒加背部膀胱经第一侧线（心俞至胆俞穴）、太冲、行间、风池；舌红苔黄腻，脉滑数加背部膀胱经第一侧线（肝俞至胃俞）、丰隆、内庭；潮热盗汗加背部膀胱经第一侧线（心俞至肾俞）、太溪、神门；面色萎黄，健忘多梦加背部膀胱经第一侧线（心俞至胃俞穴）、足三里、三阴交、神门；心悸不安，易惊醒加背部膀胱经第一侧线（心俞至胆俞穴）。

［操作］ 常规消毒后，用皮肤针反复叩击所选定部位的皮肤表面，对于虚证用轻刺法叩击，即用较轻的腕力进行叩刺，使皮肤略有潮红，患者无疼痛感为度；若热象火象重则用重刺法，即用较重的腕力叩刺，使皮肤潮红且有轻微渗血，患者有疼痛感。每日或隔日叩刺1次，每次反复叩击5分钟，10次为1个疗程，两个疗程之间间隔3天。

二、推拿治疗高原性失眠

推拿和针灸都是中医治疗高原性失眠的有效方法，各有独特的治疗机制和优势。相比针灸，推拿适应性更强，推拿则通过手法刺激穴位和经络，不需要针刺，因此避免了针刺可能引起的疼痛、不适或感染风险。部分儿童或对针刺敏感的人群，他们可能因为对针刺感到恐惧或有皮肤敏感，或担心针刺带来的疼痛和焦虑感，反而加剧失眠。而推拿则通过轻柔的手法进行治疗，避免了针刺带来的心理不适，能够更好地帮助这些患者放松和改善睡眠。

在高原地区，人体容易因为低氧环境而产生头晕、乏力等症状，进而影响睡眠。推拿通过特定穴位的按压和揉捏，促进气血流通，增加血液中的氧气供应，有助于改善高原缺氧引起的身体不适，从而提高睡眠质量。在操作方面，推拿治疗相对简便，不需要特殊的器具或环境，只需要治疗者的双手即可进行。这使得推拿治疗在高原地区或缺乏医疗设施的环境下更容易实现。高原环境带来的不适和陌生环境引起的心理压力会导致焦虑、紧张情绪，而这些情绪会直接影响睡眠。推拿能够通过刺激穴位，起到疏通经络、调整气血的作用，帮助放松神经、缓解情绪上的紧张，有助于减轻失眠问题。而推拿不仅仅是针对穴位的刺激，它还包括全身按摩和肌肉的放松，可以有效缓解高原环境带来的身体疲劳和肌肉紧张，提升整体的身体舒适感。通过身体放松，患者的心理压力也会随之减轻，从而更容易入睡。此外，推拿的一些基本手法可以通过简单学习在日常生活中自行进行，适用于家庭成员之间互助推拿，易于自我护理。患者仰卧，颈下垫枕。医者洗净双手，端坐于患者头上方。具体操作如下。

1. 点按百会　医者以双手拇指端着力于头顶百会穴处，持续点压2～3分钟，其余四指自然伸展于头两侧。力量由轻到重，沉稳着实，以患者承受为度。

2. 分推前额　以双手拇指指腹于患者前额正中，同时着力分别向两侧分推至发髻边缘。从印堂穴至上星穴依次反复推2～3分钟，以患者承受为度。

3. 揉按太阳　以双手拇指或示指着力于两侧太阳穴按揉2～3分钟，其余四指自然伸展于头两侧。力量由轻到重，以患者承受为度。

4. 推抹少阳　以双手示指、中指、环指指腹分别沿两侧发髻缘至耳后缘直上，从前向后，推抹3～4分钟，从头维至耳上缘可分3～4条线进行。推抹力量轻而不浮，重而不滞，以不引起患者发根疼痛又可推动患者皮肤为度。

5. 拿五经　五经指头部发髻之内头正中线、头维与神庭中点直后（第一侧线）、头维直后（第二侧线）双侧共5条线。医者以双手拇指指腹沿正中线从前至后依次拿捏，然后双手拇指分别从前至后按压第一侧线、第二侧线，共3分钟，以患者承受为度。

6. 搓揉耳屏　以拇指指腹、示指桡侧缘夹住耳朵，分别从耳前、耳后由耳垂方向向上依次搓揉，反复搓揉2～3分钟，以患者耳朵发热为度。

7. 鸣鼓法　以一手掌掌心按紧耳孔，然后用另一手指指腹敲击掌背后，快速使覆盖之掌心离开耳孔，反复10次；操作完一侧换另一侧耳孔进行操作。

8. 托颈摇颈　去枕，医者以两手托住患者枕后，使患者颈部腾空。然后控制患者颈椎做小幅度摇法，顺逆时针各半。反复摇1～2分钟，促进疏经通络。

9. 轻击头部　以双手十指自然弯曲，以十指指腹着力，快速击打于头部皮表，从前而后进行节律性击打，反复1～3遍。用力要适度，深入皮表，浅循毛发。

注意：一般7次为一个疗程，两个疗程如见效不明显者，应进一步查明原因或多种方法综合治疗。

第六节　高原性失眠的常见康复保健方法

高原性失眠是高原环境下常见的健康问题，尤其是初次进入高原地区的人群。由于高原环境中的低压和低氧，人体在适应过程中容易产生失眠。通过采取适当的保健方法，可以帮助身体逐步适应这些变化，有效缓解高原反应，防止问题进一步恶化，减少其对日常生活和工作带来的影响。常见的保健方法有以下几种。

一、八段锦

1. 双手托天理三焦

[步骤]

（1）两脚分开与肩同宽，脚尖稍微向前。

（2）双手自然垂于身体两侧，掌心向下。

（3）缓缓吸气，双手从身体两侧慢慢上举，至胸前时掌心向上翻转。

（4）双手继续上托，伸展至头顶，手掌朝向天空，指尖向内。

（5）吸气托手时感觉脊柱被拉长。

（6）呼气时双手缓缓下落，掌心向下回到身体两侧。

[要领]全程保持身体挺直，腹部微收，手臂上举时感受到肩膀和脊柱的伸展。呼吸自然配合，吸气时上举，呼气时下落，注意不要抬肩。

2. 左右开弓似射雕

[步骤]

（1）两脚分开与肩同宽，双手放在腰间。

（2）吸气时，左膝弯曲，身体向左侧转动，左手做握拳状，右手手掌伸展向右侧水平伸直。

（3）眼睛目视右手，像拉弓射箭的姿势。

（4）保持姿势数秒，然后缓缓呼气，将双手收回腰间，双腿站直。

（5）换边进行，重复动作。

[要领]拉弓动作时手臂要有力量感，肩膀放松。转动时身体保持自

然，不要过度扭转腰部。呼吸均匀，动作缓慢而有节奏。

3. 调理脾胃须单举

［步骤］

（1）两脚分开与肩同宽站立，双手放在身体两侧。

（2）吸气时，左手掌心向上从侧面缓缓抬起，至头顶上方，右手掌心向下，缓缓向下按压至髋部。

（3）左右手对拉，感受到脊柱的伸展，保持姿势数秒。

（4）呼气时，两手慢慢回到身体两侧。

（5）换边进行，右手上举，左手下按。

［要领］手臂动作要对称，保持平衡。上举手掌时，注意手臂伸直但不过度用力，避免耸肩。上下手的对拉感要明显，脊柱保持伸展，呼吸与动作同步。

4. 五劳七伤往后瞧

［步骤］

（1）两脚分开与肩同宽，双手自然垂于身体两侧。

（2）吸气时，头部缓缓向左转，眼睛尽量看向左肩后方，保持身体其他部位不动。

（3）保持片刻后呼气，将头部缓慢回正。

（4）反方向重复，头部缓缓向右转。

［要领］动作缓慢柔和，保持脖颈的放松，不要用力过猛。尽量转动到舒适的极限，但不要勉强拉伸。呼吸自然，配合动作。

5. 摇头摆尾去心火

［步骤］

（1）两脚与肩同宽，微微下蹲，身体放松。

（2）吸气时，身体向左扭转，头部看向左肩后方，左手轻轻向左侧摆动，右手自然向右侧摆动。

（3）保持几秒，呼气时慢慢回正，身体恢复中立位。

（4）换边进行，向右扭转身体，动作重复。

[要领] 做动作时，腰部和胯部自然配合转动，扭转幅度以舒适为主。膝盖稍微弯曲，整个动作过程保持轻柔，呼吸平稳。

6. 两手攀足固肾腰

[步骤]

（1）两脚分开与肩同宽，双手放于体侧。

（2）吸气时，双手从身体两侧缓慢上举，掌心朝下。

（3）呼气时，身体从腰部开始缓缓向前弯曲，双手尽量触摸脚尖或脚踝，保持腿部伸直。

（4）吸气时，身体缓慢从弯腰状态起身，双手顺势下垂回到体侧。

[要领] 下弯时动作要缓慢，保持背部和腿部的放松，避免用力过猛。手尽量接近脚尖或脚踝，起身时保持背部平直。

7. 攒拳怒目增气力

[步骤]

（1）两脚分开与肩同宽，双手握拳，拳心向内置于腰部两侧。

（2）吸气时，弯曲左腿，右拳用力向前方打出，左拳保持在腰间。

（3）同时怒目圆睁，模拟用力的表情。

（4）呼气时，将拳头收回腰间，换边重复动作。

[要领] 出拳时要有力，动作要干脆利落。眼睛睁大时配合气势，促进内劲的生成。动作间保持呼吸顺畅。

8. 背后七颠百病消

[步骤]

（1）双脚并拢站立，双手自然垂于身体两侧。

（2）吸气时，脚跟缓缓抬起，尽量站到脚尖的高度。

（3）保持数秒，呼气时轻轻放下脚跟，感受身体微微震动。

（4）反复进行抬脚和落地的动作。

[要领] 抬脚时保持身体平稳，重心放在脚掌，落地时轻柔，不要用力过猛。动作柔和自然，感受气血的流动和全身的放松。

二、六字诀

1. 起势

[步骤]

（1）两脚平行站立，与肩同宽，膝盖微屈，身体放松，双手自然下垂，舌抵上腭。

（2）两掌缓缓上托至胸前，掌心向上，掌指相对。

（3）翻掌下按至脐部，掌心向下。

（4）内旋前拨，双臂外展成圆弧形。

（5）最后收掌至肚脐前，静养片刻。

[要领] 动作连贯柔和，呼吸自然，意念随动作引导气血运行。

2. 嘘字诀（平肝气）

[步骤]

（1）松手转身（脚不动），单臂向侧方抻展，掌心向上，目圆睁。

（2）呼气口吐“嘘”音，同时收臂转正，重复左右交替三遍。

[要领] 口型为“圆唇缩腮”，动作缓慢柔和，吐气时配合逆腹式呼

吸（鼻吸口呼）。

3. 呵字诀（补心气）

［步骤］

（1）提肘插掌并拢，屈肘捧掌至胸前。

（2）转掌下插，口吐“呵”音，同时拨掌屈膝。以上动作重复六次。

［要领］口型为“半开舌抵下齿”，发音轻柔，动作与呼吸同步，下插时呼气，捧掌时吸气。

4. 呼字诀（培脾气）

［步骤］

（1）转掌心向内，外开至侧平举，口吐“呼”音。

（2）收回双掌至腹前，重复动作六次。

［要领］口型为“撮口如管”，呼气深长；外开时鼓腹（逆腹式呼吸），收回时收腹。

5. 呬字诀（宣肺气）

［步骤］

（1）两臂垂落，夹肘扩胸，藏头缩项，口吐“呬”音。

（2）展肩松项，两掌收回，重复动作六次。

［要领］口型为“两唇微张，舌平伸”，呼气时缩项展肩，增强肺活量。

6. 吹字诀（滋肾气）

［步骤］

（1）松腕伸展，两臂后划至腰部，前摆口吐“吹”音。

（2）摩带脉抚腰眼，收回双掌。

［要领］口型为“唇闭齿扣”，呼气绵长，动作配合腰部转动。

7. 嘻字诀（理三焦）

［步骤］

（1）两臂垂落转掌，提肘抬掌，外开至侧平举，口吐“嘻”音。

（2）收回双掌，重复三次。

［要领］口型为“唇齿微开，舌尖轻抵下齿”，发音轻快，动作舒展。

8. 收势

［步骤］

（1）翻掌缓缓收回至腹前，静养片刻。

（2）揉按肚脐（顺时针、逆时针各三圈），最后还原体侧。

［要领］收势时意念归于丹田，引气归元。

三、太极拳

1. 起势

［步骤］

（1）双脚并拢，身体自然站立，双手自然下垂，眼睛平视前方。

（2）吸气，双膝微屈，身体轻轻下沉。

（3）双手慢慢从体侧向前平举，掌心朝下，至肩平高度。

（4）呼气，双手同时下按，身体重心逐渐回正，恢复站姿，双手放于腹前。

［要领］动作轻柔，重心自然，呼吸与动作协调。不要用力过猛，手臂随呼吸自然抬起和落下。

2. 野马分鬃

［步骤］

（1）重心移至右腿，左脚向左前方迈出一步，脚尖向前，重心转移至左腿，右脚虚步。

（2）同时，左手从右手下方划弧上升，右手随之下落。左手向前推出，掌心朝外，右手屈肘，掌心朝下置于右侧腰部，形成弓步。

（3）重心移到左腿，右脚向右侧跨出，重心转移到右腿，左脚虚步。

（4）右手从下方向右上方划弧，左手下按至腹部。

（5）右手向前推出，掌心朝外，左手屈肘置于左腰部，形成右弓步。

[要领] 动作要像分开马鬃一样轻松自如，身体要协调。重心转换时要平稳，虚实分明。眼睛随手的方向移动，保持身体中正。

3. 白鹤亮翅

[步骤]

（1）重心移至右腿，左脚稍提起，然后轻轻向左侧落下，脚尖点地成虚步。

（2）同时，右手向上提起，掌心向下，位置在头的右侧；左手自然下按至左胯旁，掌心向下。

（3）身体稍微转向右方，成右虚步。

[要领] 两臂如展翅般舒展，动作要舒缓。眼神注视右手方向，身体保持放松、自然。

4. 左搂膝拗步

[步骤]

（1）重心移至左腿，右脚向前迈出一步，成右弓步。

（2）同时，左手从下方往上经过胸前，右手从后向前推出，左手置于胸前，右手推出到与肩同高，掌心向外。

（3）身体随右脚的动作前移，成右弓步。

[要领] 左手搂，右手推出，要配合腰部的旋转，做到“手随腰转”。

眼神随手，保持步伐稳定、重心平稳。

5. 手挥琵琶

[步骤]

（1）重心移到右腿，左脚向后收回，脚尖点地成虚步，右手同时慢慢放下至腹前，左手抬起至胸前，掌心朝内，仿佛抱着琵琶。

（2）左手高于右手，成“捧琵琶”姿势。

[要领] 动作要协调，步伐轻灵。重心转换时动作轻盈，不要用力过猛，保持身体中正。

6. 左右倒卷肱

[步骤]

（1）左脚向左侧迈出一步，重心转移到左腿，右脚成虚步。

（2）同时，双手向左侧横向划弧，右手在前，左手在后，右手掌心朝内，左手掌心朝下，形成横移的姿态。

（3）重心转移到右腿，右脚向右侧迈出，双手左右划弧，动作与左式相同，方向相反。

[要领] 手臂动作像“卷肱”，保持圆滑自然。重心转换时，身体要保持中正，不要左右倾斜。

7. 左揽雀尾

[步骤]

（1）掤：左脚向左前方迈出，成左弓步。同时，双手向前呈掤的动作，左手在前，右手在后，掌心向前。

（2）捋：重心后移，右手向下捋至右侧腰际，左手稍向下带动，重心回到后腿。

（3）挤：重心前移，双手同时向前推挤，左手掌心朝外，右手掌心贴在左手腕部。

（4）按：双手分开，左手继续向前按出，右手按在身体前方，掌心向外。

[要领]“掤、捋、挤、按”要连贯自然，腰带动手臂。动作要轻松自然，呼吸与动作协调。

8. 右揽雀尾

[步骤] 与左揽雀尾相同，只是方向相反。右脚向前，右手为主，左手为辅。

[要领] 与左揽雀尾相同，注意上下肢的配合，重心转换自然。

9. 单鞭

[步骤]

（1）左脚向左侧横步，左手向左上方平举，掌心朝外，右手在胸前握勾。

（2）身体转向左侧，右脚虚步，右手握勾下垂，左手向前推出，形成单鞭姿态。

[要领] 动作要像鞭子一样柔中带刚，舒展自然。左手推出与右手勾手要协调。

10. 云手

[步骤]

（1）重心移至右腿，左脚向左横移，双手在胸前划圆，手掌上下交替。

（2）重心转移，左右云手动作要像“云”一样飘逸柔和。

（3）重复三次，最后右脚向前迈出。

[要领] 动作轻盈如云，脚步与手臂协调，手随身体转动。保持腰部

的自然旋转，动作流畅。

11. 高探马

[步骤]

（1）右脚向前跨出，重心前移成右弓步。

（2）同时，右手向前高探，左手下按至左侧胯部，形成探马的姿势。

[要领] 动作要如“探马”一样敏捷，手臂伸展自然。注意保持身体的平衡与协调。

12. 右蹬脚

[步骤]

（1）重心后移，右腿抬起，脚尖向前蹬出。

（2）双手同时向前推出，配合右脚蹬出动作。

[要领] 蹬脚要稳重有力，动作协调。身体保持中正，眼神看向蹬脚方向。

13. 双峰贯耳

[步骤]

（1）右脚落地成右弓步，双手自两侧上升至耳旁。

（2）然后向前同时推出，重心前移，双手成“贯耳”姿态。

[要领] 推掌时注意手臂与腰部的配合。动作力度集中，保持身体稳定。

14. 转身左蹬脚

[步骤]

（1）重心移到右腿，左脚抬起，向后转身蹬出左脚。

（2）双手同时向前推出，配合左脚蹬出。

[要领] 转身时保持平衡，蹬脚时身体稳定。动作连贯自然，不急

不缓。

15. 左下势独立

[步骤]

（1）重心移到右腿，左脚稍提起成虚步，右脚独立支撑。

（2）左手向上提起，右手下按，身体保持平衡。

[要领] 独立时重心要稳固，保持平衡。手随身转，动作协调轻盈。

16. 右下势独立

[步骤] 与左下势独立相似，只是方向相反，右脚虚步，左脚支撑。

[要领] 同样需要保持重心的平稳，动作轻盈自然。

17. 左右穿梭

[步骤]

（1）左脚向左跨出一步，左手向左侧推出，右手护胸。

（2）重心转移至右腿，右手向右推出，左手回收至腰部。

[要领] 手随身转，动作流畅。眼神随推手方向，保持身体中正。

18. 海底针

[步骤]

（1）重心前移，左脚向前迈出成左弓步。

（2）右手向下指向地面，左手上提至肩前，形成“海底针”姿势。

[要领] 动作轻柔，右手下指时注意不要用力过猛。身体保持稳定，眼神随手移动。

19. 闪通臂

[步骤]

（1）重心前移，右脚向前迈出，双手从两侧上升至耳旁。

（2）然后向前推出，右手为主，左手为辅。

［要领］动作舒展，推掌有力。手臂动作与腰部配合自然。

20. 揽雀尾

［步骤］右脚向右迈出，双手同时从身体两侧向后划弧，再向前推出。

［要领］手随腰转，身体保持中正。动作连贯自然。

21. 单鞭

［步骤］

（1）左脚向左侧横步，左手向左上方平举，掌心朝外，右手在胸前握勾。

（2）身体转向左侧，右脚虚步，右手握勾下垂，左手向前推出，形成单鞭姿态。

［要领］动作要像鞭子一样柔中带刚，舒展自然。左手推出与右手勾手要协调。

22. 云手

［步骤］

（1）重心移至右腿，左脚向左横移，双手在胸前划圆，手掌上下交替。

（2）重心转移，左右云手动作要像“云”一样飘逸柔和。

（3）重复三次，最后右脚向前迈出。

［要领］动作轻盈如云，脚步与手臂协调，手随身体转动。保持腰部的自然旋转，动作流畅。

23. 斜飞式

［步骤］

（1）左脚向左斜步迈出，左手向前斜推出，右手收回至腰际。

（2）重心前移，身体略带斜侧，眼神随手移动。

［要领］动作要轻盈，手随身转。眼神随着手的方向，保持身体的平衡。

24. 合太极（收势）

［步骤］

（1）双手从两侧缓缓下落，身体重心回到正中。

（2）双脚并拢，双手自然下垂，身体放松，收势。

［要领］动作要轻柔，呼吸平稳自然。收势时保持身体放松，结束时身体中正。

参考文献

［1］尹国有．中医治疗调养失眠［M］．郑州：河南科学技术出版社，2011．
［2］陈洪沛．针灸穴位治疗常见病一本通失眠［M］．北京：中国医药科技出版社，2012．
［3］胡慧．针灸治疗失眠［M］．北京：人民卫生出版社，2009．
［4］高式国．针灸穴名解［M］．北京：中国中医药出版社，2017．
［5］黄凯裕，梁爽．失眠［M］．北京：中国医药科技出版社，2023．
［6］杜庆红，白俊杰．高原常见病中医治疗［M］．北京：人民卫生出版社，2021．
［7］刘春，张浩．高原失眠的中藏医研究进展［J］．中国民族医药杂志，2022，28（1）：56-58．
［8］黄从书，叶岸平，王一豪，等．中医药防治高原睡眠障碍研究进展［J］．中华中医药杂志，2024，39（2）：862-865．

第四章

藏医学防治高原性失眠

第一节　藏医学的历史与发展

藏医药作为中国传统医学的重要组成部分，拥有悠久的历史和独特的医学体系。其历史与发展和青藏高原的地理环境、民族文化和社会实践紧密关联。

藏医学源远流长，博采欧亚诸医学之长，是藏民族贡献给世界的伟大遗产之一。藏医药的起源与早期发展，可追溯至古代藏族先民同大自然和各种疾病作斗争的民间医疗实践，随着时间的推移，逐渐形成了一套独特的医学理论和实践方法。人类的历史有多长，医药的历史就有多长，是同步进行的。同样藏医学现在实行的一些医疗与卫生保健措施，可以追溯到藏地新石器时代乃至更早的旧石器时代。藏族先民在与自然灾害和疾病斗争中积累了初步的医疗知识，如使用酥油止血、青稞糟治疗外伤等。据发展过程，可划分为远古医药时期、象雄时期、吐蕃时期、分裂割据时期、萨迦帕竹时期、甘丹颇章时期、现当代时期七个部分。

相传约在公元前1900年左右，象雄时期章松·杰普赤西以象雄文著成《解毒雍仲旋》《医治骨肉筋脉的秘诀经》《苯悉》等重要医学著作，成为第一个专事医疗的医生。约公元前2—3世纪以前，聂赤赞普时期，藏族先民能配制人体接触即可毙命的毒药，产生了“有毒就有药，有药就有毒，药与毒并存，互为转化”的最早藏医学理论。公元7世纪初，唐蕃联姻促进了藏医药的发展，由此蕃译师达玛果喀和汉地医生马哈迪瓦编译成《医学大全》，藏语称《门谢清木》，但此书早已失传。公元8世纪，赤松德赞时期，由吐蕃译师比如赞娜和汉地医生马哈亚纳及各方学者共同编译《月王药诊》，藏语称为《门谢达维杰布》，此书至今仍保存于世。这一时期，公元8世纪，著名藏医药学家宇妥·云丹贡布编撰的《四部医典》问世，标志着藏医药学体系的全面建立。该书分四部，即“根续”“释续”“秘诀续”“后续”。内容涵盖人体解剖、胚胎发育、病因病理、治疗原则等多个方面，还以珍宝药、土药、石药、树木药、精华油、湿生草药、旱生草药、动物学8个方面阐述了青藏高原地区药用植物、动物、矿物的性味、功效和配方，成为后世藏医遵循的基本理论。其医德珍言讲到，“把六方俗世的众生，视为自己的父母，爱护他人胜于爱护自己，不论是敌人还是朋友，不加敌视。”对患者要一视同仁。

藏医药在传承中不断创新，形成了丰富的医学文献和独特的治疗方法。公元9世纪中后叶，吐蕃王朝覆灭，整个西藏陷入分裂割据的状态。这一时期，尽管出现了割据势力统治下的众多王系，吐蕃王室悉卜野家族的后裔，分别在远离西藏本土的各地建立了一系列小政权。其中，比较有名的是青唐唃厮啰政权（西宁）、古格政权（西藏阿里）、拉达克政权（印控克什米尔——列城）、芒域贡塘政权（西藏吉隆县）、拉加里政权（西藏曲松县）。但最具影响的当数公元10世纪左右，在西部阿里崛起的古格王朝。古格王朝在近700年的历史长河中创造了灿烂的文明。

公元10—11世纪，藏医学史上最重大的事件之一是百科全书式的伟大学者仁钦桑波（958—1055）将《八支精要集》《八支精要集广注·词义月光》等当时的一些最重要的吠陀医典译成了藏文，对以后的藏医学产生了广泛而深远的影响。公元12世纪末13世纪初，《四部医典》在湮没了数个世纪后被重新发掘出来，经宇妥萨玛·元丹贡布等人的校订、阐释、补充，而成为藏医学最重要的经典著作。宇妥萨玛·元丹贡布是宇妥宁玛·元丹贡布的第十三代后裔，诞生于西藏江孜县郭西热塘。8岁开始学医，多次赴印度、尼泊尔、斯里兰卡等地学习，以增广见闻。后在此基础上边实践、边总结，写出了《医疗实践简论》《本草大全》等多种著作，一时声名鹊起。尤其是他结合自己丰富的经验，对《四部医典》进行了修订和补充，从而奠定了他在藏医学发展史上举足轻重的地位，被后人尊称为“人间药王”“第二个药师佛”。

公元13世纪，藏医邬坚巴从实践中检验药物性能与功效，并成功发明了8种金属与非金属进行特殊炮制技术，这一技术至今沿用，在历代名医的经验基础上不断的改进工艺，成为现今的专利技术。

公元15世纪初，藏医学进一步本土化。这个时期涌现出了众多精通“五明”学科的学者。他们纷纷著书立说，藏医学术思想空前活跃，针对《四部医典》的诠释，不同地域的学术派别各抒己见，我们将藏医学的这一时期可以概括为以强、苏尔两派（北南二派）为首的藏地本土医学学派百家争鸣的时期。南派，以苏长尔·年尼多吉为代表，针对西藏南方的湿热气候及生活方式，擅长使用清解药物，精于草药的鉴别、应用和温热疾病的治疗。著有《医学千万舍利》《甘露宝库》《甘露池》《广论药物》等藏医学著作。北派，以强巴朗杰扎宗为代表，依据地理环境、气候、生活方式与特点，著有《医典注释》，擅长使用温热药物，精于艾灸、放血等外治方法和风湿性疾病的治疗，在研究强、苏尔两派的不同观点基础上，撰写了《四部医典注释蕴琉璃》，按注释绘制了《四部医典曼唐》，成为祖国历史上的一大创举。对藏医药的发展具有承前启后的作用。

公元17世纪，第司桑杰嘉措为了发展藏族医学事业，于公元1696年在拉萨药王山建立医药学院，其全称为药王山琉璃利众神圣智慧洲，它是藏族官办的正规高等医学院。藏医药在医学教育机构、制度的建立与教学方法的改进方面都有了进一步的创新。公元18世纪初，帝玛尔·丹增彭措出生于昌都贡觉县色噶地方，自幼攻读医学著作和十明之学，学业优异，名声渐隆藏区，后创建帝玛寺，并长期住寺著书立说，尤其在总结前人经验的基础上，躬亲实践，反复核实，经20年努力，完成了藏药专著《晶珠本草》。《晶珠本草》集藏医本草学之大成，共载药物2294种，具有很高的学术价值。另外，他著作颇丰，如《实用制药程式选集·普明日论》《药方集要》《丸药配方》《针灸学》等，为发掘祖国珍贵的医药学宝库，继承和发扬医药遗产做出了很大的贡献。

20世纪末，随着现代科技的发展，藏医学在教育、科研、制药等方面取得了前所未有的发展。《中国医学百科全书·藏医学》《藏药志》《藏医实践理论》等著作相继出版和发行。在党的一系列方针政策指引下，藏医学如同雨后春笋般地发展，开辟了广阔的道路。藏医药的国际化进程也在不断加快，其独特的治疗方法和药物配方在全球范围内得到了认可和应用。

第二节 藏医学的基础理论体系

青藏高原独特的高寒气候环境和人文习俗影响着世居于高原的先民们，他们从长期与自然界斗争中积累了一定的生存经验，逐渐认识一些动植矿物药能治疗伤病的作用，正如《自然辩证法》中提到的，科学的发生和发展一开始就是由生产决定的。所以，在历史长河中，随着生产的发展，必然会进行医药之间的交流互鉴和融合，逐渐形成了具有地域特色、民族特色的藏医药理论。借助佛教哲学思想，在人与自然、往生轮回等思想基础上，产生形成的“生态医学伦理思想体系”得以发挥致用，具体贯穿于藏医药《四部医典》《晶珠本草》《蓝琉璃》等经典典籍，其中蕴藏着大量的生态医学思想。

从藏医学理论的角度看，藏医学将伦理思想观分为广义和狭义两种。广义的藏医药文化生态思想观认为，需要调整好人与生存环境之间的平衡关系，调整好人与社会之间的和谐。狭义的医学伦理思想观指身体、心理两方面的平衡，人与疾病、人与饮食、人与起居等之间的平衡与协调关系，需要调整好人体内“三因”和外部“五源”之间的平衡。藏医学伦理思想的观念大到宇宙空间，小到自身健康，以“三因学”“五源学”“寒热论”学说为支撑理论，实践出一套较丰富的生态观，形成人与自然的和谐相处，身心互相协调，维持整个生命机体正常维护和运行。

“三因学”学说，来源于佛教“无明”贪嗔痴本性，导致三因的产生。藏医理论认为隆、赤巴、培根是构成人体正常运行的三种因素，在正常生理状态下，三因素在人体内相互依存、相互制约，保持平衡和协调的境地，共同维持人体的生命活动，保证人体健康无病。隆，是生命活动的动力，人体的呼吸活动，五官的感觉、血液循环的推动，小便的排泄及食物的分解和营养的输送都是隆的主要功能。赤巴，是一种生理活动所必需的火能和热量，是生命活动的能量，其功用为维持机体热能，增强消化功能，是人知饥渴、润气色、壮胆识，长智慧的主要功能。培根，是主消化，增加胃液，为人体提供营养和输送体液、保持水分，同时调节人的胖瘦、滋润人体皮肤、调节睡眠、稳定情绪的主要功能。在病理状态下，三因素在人体内出现偏盛偏衰、相互篡位，变成致病的因素，称为三邪。“三因学”是藏医理论的总纲，用于指导临床诊断和治疗。

"五源学"学说，土、水、火、风（气）、空是构成世界的基本物质。起源于佛教哲学和吠陀医学，具有系统的逻辑思维方式，是藏医药学理论体系的纲要，用以解释事物的结构和运动形式。《四部医典》后续部："众生身体由四源形成，疾病由四源引发，药物性能由四源决定，身病药等与四源有关系。"土为药物生长之本源；水为药物生长之汁液；火为药物生长之热源；气为药物生长运行之动力；空为药物生长之空间。五源缺一，药物则不能生长。这就阐明了药物生长与自然环境的统一关系。从而产生药物的六味、八性和十七种功效。药物的六味指药物具有甘、酸、苦、咸、涩、辛六种味道。药物的八性有重、润、凉、钝、轻、糙、热、锐。其中重、润两者能医治"隆"病；凉、钝两者医治"赤巴"病；轻、糙、辛、锐四者医治"培根"病。而轻、动、凉三者能诱发"隆"病；热、锐、润三者能诱发"赤巴"病；重、润、凉、钝四者诱发"培根"病。药物的十七种效能是寒、热、温、凉、干、稀、润、糙、轻、重、稳、动、饨、锈、柔、煤、软。"隆"具有燥、轻、细、硬、动等六种属性。"赤巴"具有润、锐、热、软等七种属性，"培根"具有润、凉、重、钝、柔等七种属性，共二十种属性。总之，药物的性、味、效与五源有着密切关系，十七效亦源于甘、酸等六味，而六味源于水、土等五大本源，从而产生重、润等十七种效能。

传统藏医在藏药材的采收、保存、炮制、贮存要遵循以下几点要求。

1. 药用植物适地采集中的保护型思想　该思想是在传统藏医伦理思想下产生的，藏医在采集藏药材时，通过观察药用植物生长的环境优劣，来判断是否采收，如生长在坟地、牲畜圈地及被污染地区的药物不宜采收。通过植物生长的地理南面（阳面）植物叶茂盛，北面（阴面）植物稀疏来判别植物的药性，热带地区生长热性药物，寒冷地区生长寒性药物。藏医在采集药物时根据药材的生长习性，不会连续两年采集同一座山或同一林间药物，会错开时间或地点采集，这样的采集行为缓解了植物生长缓慢带来资源不足的生态危机问题，并且保护了生物的多样性。

2. 药用植物炮制提高药效思想 自古以来，藏医对藏药的加工炮制十分重视，尤其是炮制。炮制是药物在应用前或制成各种剂型前必要的加工、处理过程，包括对原材料进行一般修治整理和部分药材的特殊处理。一般传统藏药药性及炮制的关系，是按不同的药性和治疗要求而有多种不同的炮制方法，而药性也相对不同。有些药材的炮制还要加用辅料，并且注意操作技术和火候等。传统的藏药采集与加工时，应做到《四部医典》记载："适地采集，适时采集，干燥拣选，分清陈旧，炮制去毒，调伏增效，适当配制"等工序。采集后的药物通过炮制，不但能消除或降低毒性，而且可适当改变某些药物的性能，借以提高药物的疗效。炮制的是否得当，直接关系到药效，而少数毒性和烈性药物的合理炮制，更是确保用药安全的重要措施。

3. 味能配伍方剂 藏药学理论认为五源中土水偏盛的药物味甘，火土偏盛的药物味酸，水气偏盛的药物味辛，土气偏盛的药物味涩，火气偏盛的药物味咸，气水偏重的药物味苦。藏医在临床上用药是根据药物的六味、八性、十七效辨证主方。六味为甘、酸、苦、咸、涩、辛。甘味具有增强体力，补气固本，荣润肤色，开窍舒胸，生肌愈疮，干黄水（注：除湿之意）的功效。酸味具有健胃消渴，增生体温，生培根之效。苦味具有清血热、赤巴热，健胃舒胸，增生腹肌的功效。咸味具有熄风镇静，消烦渴，生赤巴，干黄水，增生血液，下死胎之效。涩味具有通淋止泻，复苏开窍，荣润肤色，驱虫之效。辛味具有增生胃热，消积化食，镇静催眠，驱除肠胃寄生虫之效。

“寒热论”学说，《四部医典》将疾病分为404种，总结归纳后只有热性病和寒性病两大类。以上藏医理论为生态医学伦理思想观念奠定了坚实的基础。因此，藏民族在长期的生产和生活中，形成一套较丰富的生态医学伦理思想，基本实现了人与自然的和谐相处环境，与外部环境形成良性互动的关系，即维持人与自然环境、人与疾病之间的平衡状态。

第三节　藏医学对高原性失眠的认识

藏医药学起源于青藏高原，因此我们也可以说藏医药学其本质就是高原医学。在藏医学巨著《四部医典》中就论述有疾病种类和区分。藏医认为人体内存在着三大因素“隆”“赤巴”“培根”支配着七大物质基础及三种排泄物的运行变化。在一定条件下，上述三者保持着相互平衡和协调，维持着人体的正常生理功能活动。高原性失眠其本质是“隆”所引起的失眠，当然在本书中我们所说的高原性失眠是由低海拔进入到高海拔之后引起的失眠，其本质与生活在高原上的人患了失眠是有区别的。但其归因还是由“隆”所引起的。因此，我们在了解不管是基于哪种原因引起的高原性失眠，都必须先要从藏医三大因素的核心理论去认识其病因。

三大因素中的“隆”：其意为“风或气”，它的功能是司理呼吸及机体运动、推动血液循环。主要是人体生命功能的动力，介入身、语、意三者的活动。相当于中医的“气”“风”，但其作用和含义更广泛。从生理上讲，它的功能主呼吸、肢体活动、感觉思维、排泄，是推动人体正常生理活动能力。从病理上讲，由于内外因素的影响，分为头隆、心隆、肺隆、胃隆、小肠隆、大肠隆、肾隆、骨隆等疾病；与其他疾病并发，产生赤隆、培隆、血隆等多种合并症。“隆”这一因素在其本身具有糙、轻、寒、微、坚、动六种特性。

“糙”的特点即不柔润，与腻、柔相反。表现为心情执拗、病情急躁、舌苔、皮肤粗糙等。

“轻”即轻扬向上，与重、钝相反。表现为身轻动作敏捷，性情易变、急躁不安。

“寒”即凉冷，与热相反。表现为怕冷不耐寒、喜欢就火向阳、避寒就温、食物喜热、喜饮温热水。

“微”即细小，表现为能通过任何细小孔道，在人体中随处可到，无孔不入之意。

“坚”即坚硬成形。表现为人的肚腹坚硬而欠柔软，不易发生泄泻。

“动”即漂浮或窜行不定，与稳相反。表现为情志易激动、到处流动，心神不定、健忘多梦。也与微、轻等密切相关。

藏医学认为身体出现不适的诸种症状是因为“隆”“赤巴”“培根”出现了增盛、偏衰、紊乱等其中的一种情况。三因既是人体自身存在的基础，又是在平衡破坏后的疾病内因。因此，当一个处在低海拔地区的人在进入高海拔地区后，这种从原有的生活环境状态进入陌生的不同环境状态，继而又为了适应所处环境状态，或习惯于原有环境状态和饮食而引发的一系列的行为，包括思、吃、穿、住、行等，就是成为引发高原性失眠的外缘。外缘的发生中有行为起居和感官的不及、过甚、颠倒三种情况。这三种情况的出现会导致疾病的积聚、发作、平息，而积、发、息三者的主要原因是服用性糙等和效轻、细、动、硬、涩等的饮食。

当然除饮食之外的起居、地域、季节时令等也是其主要原因。

在不同的季节，不同体质的人在进入到与自己体质不相适应的环境状态下，也会出现疾病的积聚、发作和平息。如春季过后，风雨未盛之前的热季，处于轻、糙之性与“隆”的性相符合的环境中，具有“隆”性体质的人服用性效轻、糙、涩、动的饮食，同时行为也有同样的性效，就使得隆邪积聚，如若环境等性效也是糙、轻，疾病就会发作。失眠的出现，有人为因素的作用，也有环境因素的影响。例如，长期生活在平原的人如果突然改变环境进入高原就会突发失眠，这种高原性失眠就是在环境的直接作用下产生的。

在藏医理论中“隆”的积聚特征表现为黑瘦、喜欢湿热、身体颤抖、腹胀、便秘、多言、眩晕、体力减弱、睡眠减少、五官功能衰退；“隆”的紊乱特征表现为脉象虚浮，小便稀薄如清水，行走活动就气喘，神志散乱，茫无所向、头痛、头晕、耳鸣、疼痛无定处、寒冷打颤，活动时肩背疼痛，全身伸缩有紧绷感、失眠、哈欠等。“隆”病好发于夏季、夜间、黎明时分，且由于多数老年人为隆性体质，因此更容易出现失眠的症状，因此任何可以引起“隆”偏盛的因素均可造成失眠情况。同时藏医学认为心为君主之官，主神明。精神及思维活动主要归属于心的生理功能。“隆”有五种种类，其中“索增隆”就居于心脏和脐之间、维持生命的活动。

藏医学认为睡眠不仅是一种外在躯体的生理变化或状态，它主要受内在心理的影响，因为内在心理及意识支配调控着外在的躯体，睡眠是一种内在的心理活动，但外在躯体很多因素也会影响或制约正常的睡眠，内在的心理和外在的躯体是相辅相成的关系。

第四节 藏医学治疗高原性失眠

青藏高原地区气候特殊、地理环境复杂，居住在这里的先民们长期在这种气候条件下生存，与自然环境作斗争，对高原性失眠的治疗总结出了大量的独特疗法，逐渐形成了自己的、完整的医疗体系。

通常藏医在治疗高原性失眠时采用药物和外治两种方法。在药物治疗中“三味豆蔻汤”是藏医治疗高原性失眠的经典药方，此方能够帮助患者明显改善失眠症状。藏医认为甘味药物具有“油腻”的特性而具有抑制隆病功效。另外，还有十四味肉豆蔻丸、八味阿魏丸、二十五味阿魏丸、安神丸、十一味维命丸、二十五肉豆蔻丸、二十五味维命丸、十二味沉香丸、十五味沉香丸、二十味沉香丸、三十五味沉香丸等，服用方法及服用组合根据不同症状，通过辨证，遵循个性化，起到补血养心、活血通络等功效。

外治中有通过藏药沐足的方法进行治疗。将治疗药物加热煮沸，取出药液，通过双足透皮吸收配置好的药液，使药物通过皮肤毛孔、穴位等直接进入经络、血脉，通过物理效应与药理效应发挥作用，从而改善人体气血循环来达到缓解疲劳的目的。

“霍美疗法”是一种藏医的特色外治疗法，属于热敷疗法范畴。此疗法是将肉豆蔻、藏茴香等几种不同的藏药材用藏医特殊工艺粉碎后包在纱布中，并将其在酥油中煮热后温敷于不同穴位并施以特殊手法，如此反复3～5次，以施术部位皮肤发红为止，施术时间以20～45分钟为宜，该方法具有驱隆安神，镇静催眠之效，能显著提升睡眠质量。该方法对治疗心神不宁、精神恍惚、失眠、头晕、耳鸣、心悸、晕倒、身体虚弱等，以及各种隆病引起的症状有显著疗效。

“安神熏香疗法”是藏医外治中的一种方法。主要是用药物燃烧的烟气来达到治疗的作用。利用其浓郁药味的刺激，借助药力和热力通过呼吸道及皮肤等吸收达到治疗的作用。此法常用来治疗失眠多梦、精神恍惚、心悸心慌、头晕耳鸣、坐立不安等症状。

当然，对于原来睡眠正常的人一旦进入高原地区，出现高原性失眠表现，可以适当地通过药物与外治方法进行控制，当适应当地生活之后，睡眠情况会趋于正常。

参考文献

索南邓登，李先加，童丽．探析现代科技手段在藏药渣驯的药性分析及炮制方法的应用［J］．中国民族医药杂志，2010，16（2）：29-31．